# 今日から使える漢方製剤

篠原　誠　監修
趙　基恩　編著
中村雅生

**58症状別　選択と処方のポイント**

医歯薬出版株式会社

This book was originally published in Japanese
under the title of :

Kyou Kara Tsukaeru Kanpou Seizai
(Traditional Chinese medicine — Easy prescription)

Editors :
Zhao, Jien et al.
Zhao, Jien
    Director, Japan Institute of Traditional Chinese Medicine
    Adviser, Kumamoto Traditional Chinese Medicine Clinic
    Honorary Professor, Harbin Medical University
    Visitiny Professor, Ocean University of China

© 2013   1st ed.

ISHIYAKU PUBLISHERS, INC.
  7-10, Honkomagome 1 chome, Bunkyo-ku,
  Tokyo 113-8612, Japan

## 序

　西洋医学の発展や医療技術の向上により，感染症をはじめこれまで治療困難とされていた多くの疾患は治療可能となっています．一方，漢方医学は全人的な総合診断と天然素材からなる漢方薬を用いて治療するスタイルで，体のバランス調整によって良好な治療効果を上げています．たとえば，癌の放射線治療や抗癌剤治療の副作用の軽減，術前術後の免疫調整，体質改善など，また検査では異常はみられないが，何となく体調が思わしくない患者の症状の改善など，漢方医学の最も得意とする分野です．さらに何千年もの臨床経験に裏づけられた安全性は高く評価されることから，漢方医学の存在感は確かなものとして，国内外で広がりをみせ，これを学びたいと思われる方々が増えています．

　しかし，漢方医学は馴染みのない用語や，初心者には理解が困難な漢方理論，さらには「随証治療」，「弁証論治」といわれるようにその薬に適合する"証"に合う処方をしなければ何か手ごたえに乏しい結果になってしまうこともあります．これらのことが大きな壁となり，学びの途中で諦めてしまう方がいるのはとても残念なことです．

　ただ，漢方医学は何千年の歴史の中で積み重ねた臨床の経験があり，難しい用語を用いなくとも，ポイントになる症状をきちんととらえることで"証"に近づけ，適合する漢方製剤を選ぶことが可能です．

　本書は，漢方医学をこれから学びたいと思われる医学生や薬学生，また臨床の場に取り入れてみたいと思われる医療従事者の方々を対象に企画いたしました．内容は，臨床でよくみられる症状から漢方製剤を選べる章と，それぞれの漢方製剤の使い方や注意点をわかりやすく記述した章で構成いたしました．

　臨床の場で本書を活用していただき，その結果，患者様の笑顔を見るこ

とができれば，これらからさらに漢方医学を学ばれる皆様の大きな励みになることでしょう．

　本書は筆者らの経験を基に著述しており，不備な点が多々あることも承知しておりますが，初心者の方々のお役立てばとの思いで上梓した次第です．

　本書の執筆に際し，豊富な漢方治療の経験を基に貴重なアドバイスをいただきました，くまもと芦北療育医療センター施設長の木村昭彦先生，介護老人保健施設新清苑施設長・国際中医師の青木信之先生，くまもと中医クリニック院長の藤井弓子先生，くまもと芦北療育医療センター診療部長の大和靖彦先生に心より感謝を申し上げます．

　また，本書の作成にあたりお世話になりました株式会社九洲サイエンスの岡本明子様，編集にご尽力いただきました医歯薬出版の遠山邦男様と関係各位にこの場をお借りして厚く御礼申し上げます．

2013年4月

編著者　趙　基恩<br>中村雅生

## 監修者略歴

### 篠原　誠　(SHINOHARA Makoto)

| | |
|---|---|
| 1948 年 | 熊本県芦北町生まれ |
| 1972 年 | 久留米大学医学部卒業 |
| 1972 年 | 久留米大学附属病院第一外科学教室入局 |
| 1979 年 | 久留米大学大学院医学研究科卒業 |
| 1979 年 | 久留米大学医学博士学位取得 |
| 1980 年 | 芦北学園発達医療センター院長 |
| 2004 年 | 哈爾濱医科大学名誉教授 |
| 2005 年 | 中国海洋大学客員教授 |
| 2009 年 | 中国黒龍江省自閉症協会顧問 |
| 現在 | くまもと芦北療育医療センター総院長 |
| | 社会福祉法人志友会理事長 |
| | 哈爾濱医科大学名誉教授 |
| | 中国海洋大学客員教授 |

**著書**

篠原　誠, 趙　基恩：現代中国医学から見たやさしい健康法. 花伝社, 東京, 2010.

## 編著者略歴

### 趙　基恩　(ZHAO Jien)

| | |
|---|---|
| 1950 年 | 中国山東省生まれ |
| 1977 年 | 哈爾濱医科大学卒業 |
| 1985 年 | 哈爾濱医科大学第一臨床学院神経病学講座講師 |
| 1993 年 | 熊本大学大学院で医学博士学位取得 |
| 1997 年 | 哈爾濱医科大学客員教授 |
| 1998 年 | 哈爾濱医科大学名誉教授 |
| 2005 年 | 中国海洋大学客員教授 |
| 2010 年 | 北海道医療大学客員教授 |
| 現在 | くまもと芦北療育医療センター東洋医学研究所　所長 |
| | くまもと中医クリニック顧問・国際中医師 |
| | 哈爾濱医科大学名誉教授 |
| | 中国海洋大学客員教授 |
| | 北海道医療大学客員教授 |

**著書**

1) 久光正太郎, 趙　基恩：今日の中医診療指針内科編. 新樹社書林, 東京, 1993.
2) 久光正大郎, 趙　基恩, 牧野健司 編：漢方エキス剤. 医歯薬出版, 東京, 1994.
3) 趙　基恩, 岩谷典学 編：現代中医診療手引き. 医歯薬出版株, 東京, 1997.
4) 趙　基恩, 上妻四郎 編著：痛みの中医診療学. 東洋学術出版, 東京, 2000.
5) 趙　基恩：痛みの漢方治療最前線. 現代医療の中の伝統医学.
   熊本大学薬学部教務委員会卒後教育部会, 2002.
6) 篠原誠, 趙　基恩：現代中国医学から見たやさしい健康法. 花伝社, 東京, 2010.

## 編著者略歴

### 中村　雅生　(NAKAMURA Masao)

| | |
|---|---|
| 1947 年 | 長崎県佐世保市生まれ |
| 1973 年 | 熊本大学医学部卒業 |
| 1979 年 | 熊本県阿蘇中央病院内科部長 |
| 1991 年 | 熊本大学医学博士学位取得 |
| 1994 年 | 八代市立病院内科・副院長 |
| 2007 年 | 上海中医薬大学附属日本校卒業 |
| 2008 年 | 国際中医師資格認定取得 |
| 現在 | 八代市立病院内科・副院長 |
| | 東洋医学会専門医 |
| | 消化器内視鏡学会専門医. |
| | 国際中医師 |

## 目次

序 ..................................................................................... iii
監修者・編著者一覧 ............................................................. v

# 第一章　症状による漢方製剤の使い方

### 上気道・胸部の症状
　かぜ症状 ......................................................................... 2
　咳 .................................................................................. 4
　喀痰 ............................................................................... 6
　喘鳴 ............................................................................... 7

### 消化器の症状
　口内炎 ............................................................................ 8
　口内乾燥 ......................................................................... 9
　しゃっくり ..................................................................... 10
　食欲の異常 .................................................................... 11
　上腹部痛 ....................................................................... 12
　腹部膨満感 .................................................................... 13
　便秘 .............................................................................. 14
　下痢 .............................................................................. 16

### 泌尿器の症状
　排尿異常 ....................................................................... 18
　頻尿 .............................................................................. 19

### 関節・筋肉の症状
　肩こり ........................................................................... 20
　肩痛 .............................................................................. 21
　腰痛 .............................................................................. 22
　膝関節痛 ....................................................................... 23
　筋肉痙攣 ....................................................................... 24

### 神経の症状
　しびれ（上肢） .............................................................. 25
　しびれ（下肢） .............................................................. 26
　上肢の神経痛 ................................................................. 27
　下肢の神経痛 ................................................................. 28
　肋間神経痛 .................................................................... 29

### 皮膚の症状
　蕁麻疹 ........................................................................... 30

皮膚瘙痒 ........................................................................... 31
　　ニキビ ............................................................................... 32
　　アトピー性皮膚炎 ........................................................... 33
　　脱　毛 ............................................................................... 34
　　皮下出血 ........................................................................... 35

## 眼の症状
　　めまい・ふらつき ........................................................... 36
　　眼の疲れ ........................................................................... 38
　　眼のかゆみと結膜下出血 ............................................... 39

## 耳鼻咽喉の症状
　　耳鳴り・難聴 ................................................................... 40
　　鼻　汁 ............................................................................... 41
　　鼻　閉 ............................................................................... 42
　　咽頭痛 ............................................................................... 43
　　咽喉閉塞感 ....................................................................... 44

## 自律神経の症状
　　頭　痛 ............................................................................... 45
　　のぼせ ............................................................................... 47
　　イライラ感 ....................................................................... 48
　　顔面紅潮 ........................................................................... 49
　　発汗の異常 ....................................................................... 50
　　動　悸 ............................................................................... 52
　　冷　え ............................................................................... 53

## 精神の症状
　　抑うつ ............................................................................... 55
　　精神不安 ........................................................................... 57
　　不　眠 ............................................................................... 58
　　傾　眠 ............................................................................... 60

## 婦人科の症状
　　生理不順 ........................................................................... 61
　　不正出血 ........................................................................... 62
　　無月経 ............................................................................... 63
　　不　妊 ............................................................................... 64
　　帯下（おりもの） ........................................................... 65
　　陰部の瘙痒 ....................................................................... 67

## その他
　　原因不明の発熱 ............................................................... 68
　　内臓下垂 ........................................................................... 69
　　振戦（振顫，ふるえ） ................................................... 70
　　抗癌剤・放射線治療の副作用 ....................................... 71

# 第二章　常用漢方製剤の臨床応用

| | | |
|---|---|---|
| 1 | 葛根湯【傷寒論】 | 74 |
| 2 | 葛根湯加川芎辛夷【本朝経験方】 | 76 |
| 3 | 乙字湯【原南陽経験方】 | 77 |
| 5 | 安中散【和剤局方】 | 78 |
| 6 | 十味敗毒湯【華岡青洲経験方】 | 79 |
| 7 | 八味地黄丸【金匱要略】 | 80 |
| 8 | 大柴胡湯【傷寒論・金匱要略】 | 82 |
| 9 | 小柴胡湯【傷寒論・金匱要略】 | 84 |
| 10 | 柴胡桂枝湯【傷寒論・金匱要略】 | 86 |
| 11 | 柴胡桂枝乾姜湯【傷寒論・金匱要略】 | 88 |
| 12 | 柴胡加竜骨牡蛎湯【傷寒論】 | 90 |
| 14 | 半夏瀉心湯【傷寒論・金匱要略】 | 92 |
| 15 | 黄連解毒湯【外台秘要】 | 93 |
| 16 | 半夏厚朴湯【金匱要略】 | 95 |
| 17 | 五苓散【傷寒論・金匱要略】 | 96 |
| 18 | 桂枝加朮附湯【吉益東洞経験方】 | 97 |
| 19 | 小青竜湯【傷寒論・金匱要略】 | 98 |
| 20 | 防已黄耆湯【金匱要略】 | 99 |
| 22 | 消風散【外科正宗】 | 100 |
| 23 | 当帰芍薬散【金匱要略】 | 101 |
| 24 | 加味逍遥散【和剤局方】 | 103 |
| 25 | 桂枝茯苓丸【金匱要略】 | 105 |
| 26 | 桂枝加竜骨牡蛎湯【金匱要略】 | 107 |
| 27 | 麻黄湯【傷寒論】 | 109 |
| 28 | 越婢加朮湯【金匱要略】 | 111 |
| 29 | 麦門冬湯【金匱要略】 | 112 |
| 30 | 真武湯【傷寒論】 | 113 |

| 31 呉茱萸湯【傷寒論・金匱要略】 | 114 |
| 32 人参湯【傷寒論・金匱要略】 | 115 |
| 33 大黄牡丹皮湯【金匱要略】 | 117 |
| 34 白虎加人参湯【傷寒論・金匱要略】 | 118 |
| 35 四逆散【傷寒論】 | 119 |
| 37 半夏白朮天麻湯【脾胃論】 | 121 |
| 38 当帰四逆加呉茱萸生姜湯【傷寒論】 | 122 |
| 39 苓桂朮甘湯【傷寒論・金匱要略】 | 124 |
| 40 猪苓湯【傷寒論・金匱要略】 | 125 |
| 41 補中益気湯【弁惑論】 | 126 |
| 43 六君子湯【万病回春】 | 128 |
| 45 桂枝湯【傷寒論・金匱要略】 | 129 |
| 46 七物降下湯【修琴堂創方】 | 131 |
| 47 釣藤散【本事方】 | 132 |
| 48 十全大補湯【和剤局方】 | 133 |
| 50 荊芥連翹湯【一貫堂創方】 | 134 |
| 51 潤腸湯【万病回春】 | 135 |
| 52 薏苡仁湯【明医指掌】 | 136 |
| 53 疎経活血湯【万病回春】 | 137 |
| 54 抑肝散【保嬰撮要】 | 138 |
| 55 麻杏甘石湯【傷寒論】 | 139 |
| 56 五淋散【和剤局方】 | 140 |
| 57 温清飲【万病回春】 | 141 |
| 58 清上防風湯【万病回春】 | 142 |
| 60 桂枝加芍薬湯【傷寒論】 | 143 |
| 61 桃核承気湯【傷寒論】 | 144 |
| 62 防風通聖散【宣明論】 | 146 |
| 63 五積散【和剤局方】 | 147 |
| 64 炙甘草湯【傷寒論・金匱要略】 | 148 |
| 65 帰脾湯【済生方】 | 149 |

| 66 | 参蘇飲【和剤局方】 | 150 |
| 67 | 女神散【浅田家方】 | 151 |
| 68 | 芍薬甘草湯【傷寒論】 | 152 |
| 70 | 香蘇散【和剤局方】 | 153 |
| 71 | 四物湯【和剤局方】 | 154 |
| 72 | 甘麦大棗湯【金匱要略】 | 155 |
| 73 | 柴陥湯【本朝経験方】 | 156 |
| 74 | 調胃承気湯【傷寒論】 | 157 |
| 75 | 四君子湯【和剤局方】 | 158 |
| 76 | 竜胆瀉肝湯【薛氏十六種】 | 159 |
| 77 | 芎帰膠艾湯【金匱要略】 | 161 |
| 78 | 麻杏薏甘湯【金匱要略】 | 162 |
| 79 | 平胃散【和剤局方】 | 163 |
| 80 | 柴胡清肝湯【一貫堂創方】 | 164 |
| 81 | 二陳湯【和剤局方】 | 165 |
| 82 | 桂枝人参湯【傷寒論】 | 166 |
| 83 | 抑肝散加陳皮半夏【本朝経験方】 | 167 |
| 84 | 大黄甘草湯【金匱要略】 | 168 |
| 85 | 神秘湯【浅田家方】 | 169 |
| 86 | 当帰飲子【済生方】 | 170 |
| 87 | 六味丸【小児薬証直訣】 | 171 |
| 88 | 二朮湯【万病回春】 | 173 |
| 90 | 清肺湯【万病回春】 | 174 |
| 91 | 竹筎温胆湯【万病回春】 | 175 |
| 92 | 滋陰至宝湯【万病回春】 | 176 |
| 93 | 滋陰降火湯【万病回春】 | 177 |
| 95 | 五虎湯【万病回春】 | 178 |
| 96 | 柴朴湯【本朝経験方】 | 179 |
| 97 | 大防風湯【和剤局方】 | 180 |
| 99 | 小建中湯【傷寒論・金匱要略】 | 181 |

| 番号 | 処方名【出典】 | ページ |
|---|---|---|
| 100 | 大建中湯【金匱要略】 | 182 |
| 102 | 当帰湯【千金方】 | 183 |
| 103 | 酸棗仁湯【金匱要略】 | 184 |
| 104 | 辛夷清肺湯【外科正宗】 | 185 |
| 105 | 通導散【万病回春】 | 186 |
| 106 | 温経湯【金匱要略】 | 187 |
| 107 | 牛車腎気丸【済生方】 | 188 |
| 108 | 人参養栄湯【和剤局方】 | 190 |
| 109 | 小柴胡湯加桔梗石膏【本朝経験方】 | 191 |
| 111 | 清心蓮子飲【和剤局方】 | 192 |
| 112 | 猪苓湯合四物湯【本朝経験方】 | 193 |
| 113 | 三黄瀉心湯【金匱要略】 | 194 |
| 114 | 柴苓湯【得効方】 | 195 |
| 115 | 胃苓湯【万病回春】 | 196 |
| 118 | 苓姜朮甘湯【金匱要略】 | 197 |
| 119 | 苓甘姜味辛夏仁湯【金匱要略】 | 198 |
| 120 | 黄連湯【傷寒論】 | 199 |
| 121 | 三物黄芩湯【金匱要略】 | 200 |
| 124 | 川芎茶調散【和剤局方】 | 201 |
| 125 | 桂枝茯苓丸加薏苡仁【金匱要略】 | 202 |
| 126 | 麻子仁丸【傷寒論・金匱要略】 | 203 |
| 127 | 麻黄附子細辛湯【傷寒論】 | 204 |
| 128 | 啓脾湯【万病回春】 | 205 |
| 133 | 大承気湯【傷寒論・金匱要略】 | 206 |
| 135 | 茵蔯蒿湯【傷寒論・金匱要略】 | 208 |
| 136 | 清暑益気湯【医学六要】 | 209 |
| 137 | 加味帰脾湯【済世全書】 | 210 |
| 138 | 桔梗湯【傷寒論・金匱要略】 | 211 |
| 410 | 附子理中湯【和剤局方】 | 212 |

参考文献……213　　漢方製剤50音別索引……214

# 第一章 症状による漢方製剤の使い方

上気道・胸部の症状

# かぜ症状

## 🧑 概説

かぜやインフルエンザは，個人の体質，体の抵抗力などによってさまざまな症状が認められる．漢方医学では，かぜによる多様な症状に対して，それに応じた漢方製剤を使い分けることにより，回復を早め，かぜが長引くのを防ぐ効果が認められる．

## 📋 症状による漢方製剤の使い方

| 症状 | 漢方製剤 |
|---|---|
| 悪寒，発熱，自然発汗がない，頭痛，後頸部のこわばり，くしゃみ，鼻水の場合 | 葛根湯 1 → p74 |
| 悪寒が強い，発熱，自然発汗がない，身体痛，関節のこわばりと痛み，体格良の場合 | 麻黄湯 27 → p109 |
| 体力が低下している人で悪寒が軽く，発熱，発汗，悪風（風にあたると寒気）がある場合 | 桂枝湯 45 → p129 |
| 発熱，のどの腫れと痛みの場合 | 桔梗湯 138 → p211 |
| 高齢者や虚弱者で，微熱，悪寒が強い，四肢の冷え，背中がゾクゾクする寒気の場合 | 麻黄附子細辛湯 127 → p204 |
| 体質虚弱で胃腸が弱い人の感冒，悪寒，発熱，咳，痰，の場合 | 参蘇飲 66 → p150 |
| 空咳，痰が少なく出しにくい，喉の乾燥感の場合 | 麦門冬湯 29 → p112 |
| 疲れやすい人のかぜで，上腹部の膨満感，食欲不振，悪心などを伴う場合 | 香蘇散 70 → p153 |
| かぜの回復期に悪寒，微熱を繰り返し，汗が出る，疲れやすいの場合 | 柴胡桂枝湯 10 → p86 |

### 処方のポイント

- 葛根湯は，辛温解表，発汗，舒筋の作用があり，風寒感冒（風寒表実証）で，悪寒，発熱，咳嗽，鼻水，自然発汗がみられない，頭痛などの症状がみられる場合に早期に投与すると効果的である．
- 麻黄湯は，辛温解表，発散風寒，宣肺平喘の作用があり，風寒感冒やインフルエンザ（風寒表実証）で，悪寒が強い，発熱，自然発汗がみられない，身体痛などがみられる場合に用いる．またインフルエンザに対しては，早期に投与するほどその効果は高くなる．
- 桂枝湯は，解肌発表，調和営衛の作用があり，風寒感冒（風寒表虚証）で，悪風，発熱，発汗があり，体力が低下している場合に用いる．
- 桔梗湯は，清熱解毒，排膿の作用があり，かぜや扁桃腺炎の早期に咽頭部の痛みと違和感がみられる場合に用いる．
- 麻黄附子細辛湯は，助陽解表の作用があり，陽虚の感冒で悪寒や寒気が著しく，微熱や背中がゾクゾクする場合に投与する．
- 参蘇飲は，益気解表，宣肺化痰の作用があり，気虚の感冒で悪寒，発熱，咳，痰などの症状がある場合に用いる．
- 麦門冬湯は，益胃潤肺，降逆下気の作用があり，陰虚の感冒で空咳，痰が出しにくい，咳込むなどがみられる場合に用いる．
- 香蘇散は，疏散風寒，理気和中の作用があり，食欲不振，上腹部の痞え感，悪心などを伴う感冒に投与する．
- 柴胡桂枝湯は，和解少陽，解表，疏肝解鬱，補気健脾，和胃止嘔の作用があり，かぜが治りにくく，悪寒，発熱を繰り返す，あるいは微熱が下がりにくい，疲労倦怠感，食欲不振などの症状がみられる場合に投与する．

## 上気道・胸部の症状

# 咳（せき）

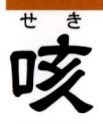

### 🧑 概説

咳は，急性の咳と慢性の咳に分けられ，かぜ，インフルエンザ，気管支炎，気管支喘息，慢性肺疾患などによくみられる症状である．鎮咳剤，去痰剤で治まる例も多いが，かぜをこじらせたり症状が長引き慢性化したものは治まりにくい．

漢方医学においては，急性や慢性の咳に対し病態，体質，症状の違いに応じた漢方製剤で良好な結果が得られる．

### 📋 症状による漢方製剤の使い方

| 症状 | 漢方製剤 | 番号 | ページ |
|---|---|---|---|
| 痰はなく，あっても粘稠で喀出しにくい切れない咳，いわゆる空咳の場合 | 麦門冬湯 | 29 | → p112 |
| のどに乾燥感があり，痰は少ない，空咳，夜間就寝後さらに咳込む場合 | 滋陰降火湯 | 93 | → p177 |
| 寒くなると咳が出る，悪寒，発熱，くしゃみ，鼻水，無汗などを伴う場合 | 葛根湯<br>あるいは麻黄湯 | 1<br>27 | → p74<br>→ p109 |
| 気管支や肺に感染があり，発熱，黄色の痰で量が多い場合 | 清肺湯 | 90 | → p174 |
| ストレスで咳が誘発され，喘鳴があり，胸が苦しい，のどや胸につかえ感がある場合 | 柴朴湯 | 96 | → p179 |
| 発熱，咳，粘稠でやや切れにくい痰，喘鳴，呼吸困難などがある場合 | 麻杏甘石湯 | 55 | → p139 |
| かぜ，気管支炎，肺炎などの回復期に，咳，喀痰，微熱が遷延する場合 | 竹茹温胆湯 | 91 | → p175 |

> **処方のポイント**
>
> - 麦門冬湯は，益胃潤肺，降逆下気の作用があり，咽喉部の乾燥感，痰を出しにくい，あるいは痰が出るまで咳込むなどの症状がみられる場合に用いる．
> - 滋陰降火湯は，滋陰降火，潤肺止咳の作用があり，痰の量は少なく喀出しにくい，痰に血が混じる，咽喉部の乾燥感などを伴う咳に用いる．
> - 葛根湯は，辛温解表，発汗，舒筋の作用があり，風寒の邪気が原因で咳に伴い悪寒，発熱，頭痛などの症状がみられる場合に投与する．
> - 清肺湯は，清肺，止咳化痰の作用があり，肺や気管支の感染症に伴う咳嗽や喀痰に投与する．抗菌薬を併用する．
> - 柴朴湯は，疏肝解鬱，補気健脾，理気降逆，去痰止咳，和解少陽の作用があり，ストレスによって呼吸困難や過換気，咳き込むなどの症状が誘発される場合に用いる．また本方は，過換気症候群に対して症状の軽減のみならず，体質改善や再発防止にも効果がある．
> - 麻杏甘石湯は，辛涼宣泄，清肺平喘の作用があり，熱邪が原因で咳嗽，喀痰，喘鳴がみられる場合に用いる．
> - 竹茹温胆湯は，化痰清熱，舒肝理気の作用があり，感冒やインフルエンザなどの回復期に咳，痰の量が多いなどの症状がみられる場合に投与する．

上気道・胸部の症状

# 喀痰(かくたん)

## 概説

肺からの喀痰は，炎症性肺疾患によくみられる症状である．感染性のものは，原因治療を施すと治りやすいが，それ以外のものは比較的治りにくい場合が多い．

漢方医学では，喀痰は，熱痰，寒痰，湿痰，少痰に分けられ，各種の証に応じた漢方処方を用いることが重要とされる．臨床では，痰の性質，体質，症状の違いに応じた漢方製剤を投与することで喀痰の軽減，体質の改善などの結果が得られる．

## 症状による漢方製剤の使い方

| 症状 | 処方 |
|---|---|
| 気管支や肺に急性炎症があり，発熱，咳，痰は，粘稠で黄色く，量が多い場合 | 清肺湯 90 → p174 |
| 急性期を過ぎても咳があり，痰の量も比較的多い場合 | 竹茹温胆湯 91 → p175 |
| 透明で水様の痰が多く，寒くなると増悪する場合 | 小青竜湯 19 → p98 |
| 白色の薄い痰で量は多く，症状が長引いた状態で，食欲不振，疲れやすいなどを伴う場合 | 六君子湯 43 → p128 |
| 空咳，痰は少なく，粘稠で喀出しにくい，血が混じることがある場合 | 滋陰降火湯 93 → p177 |
| 痰はやや粘稠で，量は多くはないが長びく場合 | 滋陰至宝湯 92 → p176 |

### 処方のポイント

- 清肺湯は，清肺，止咳化痰の作用があり，肺や気管支の感染が原因で発熱，咳，黄色で粘稠の痰がみられる場合に投与する．抗菌薬を併用する．
- 竹茹温胆湯は，化痰清熱，舒肝理気の作用があり，感冒やインフルエンザなどの回復期で咳，痰の量が多いなどの症状がみられる場合に投与する．
- 小青竜湯は，解表散寒，温肺化飲の作用があり，肺や気管支に炎症はなく，痰の色は白く水様で泡があり寒くなると量が多くなる場合に投与する．
- 六君子湯は，益気補中，健脾養胃，化痰行気の作用があり，白色でやや粘稠の痰に疲れやすい，むくみ，食欲不振などがみられる場合に用いる．
- 滋陰降火湯は，滋陰降火，潤肺止咳の作用があり，痰の量は少なく喀出しにくい，痰に血が混じる，咽喉部の乾燥感などがみられる場合に用いる．
- 滋陰至宝湯は，滋陰清熱，疏肝健脾の作用があり，痰は少なく切れにくい，空咳，喘息などがみられる場合に投与する．

## 上気道・胸部の症状

# 喘鳴

### 概説

喘鳴は，気管支炎，気管支喘息，過換気症候群などで聴取される呼吸音である．近年では，吸入性のステロイド剤の使用によって治療効果が高まっているが，なかには治療に困難をきたすものもある．

漢方医学では，寒証の喘鳴，熱証の喘鳴，気滞証の喘鳴，腎虚証の喘鳴に分けられ，各種の証に応じた処方を用いることが重要である．臨床では，体質，原因，症状の違いを把握して弁証し，証に応じた漢方製剤を投与することで症状の軽減，体質の改善，再発の防止などの効果がある．

### 症状による漢方製剤の使い方

| 症状 | 処方 |
|---|---|
| 冷え症で，寒くなると喘鳴が誘発され，水様性の鼻汁，泡沫水様の痰を伴う場合 | 小青竜湯 19 → p98 |
| 気管支炎に伴う喘鳴で，激しい咳，黄色の痰，発熱などを認める場合 | 麻杏甘石湯 55 → p139 |
| 発熱，あるいは熱くなると喘鳴が誘発される場合 | 五虎湯 95 → p178 |
| ストレスで，胸や喉のつかえ感，胸の煩悶感，胸苦しい，過換気などを伴う場合 | 柴朴湯 96 → p179 |
| 喘鳴，咳，抑うつ傾向を認める場合 | 神秘湯 85 → p169 |
| 小児喘息を繰り返す人で，虚弱体質，疲れやすい，成長の遅延などがある場合 | 六味丸 87 → p171 |

### 処方のポイント

- 小青竜湯は，解表散寒，温肺化飲の作用があり，寒邪が原因で喘鳴が生じた場合に用いる．
- 麻杏甘石湯は，辛涼宣泄，清肺平喘の作用があり，子どもで熱邪が原因の喘鳴に用いる．気管支の炎症が著しい場合には，清肺湯と抗菌薬を併用すると治療効果が高い．
- 五虎湯は，宣瀉肺熱，平喘止咳の作用があり，熱邪が原因で喘鳴を引き起こした場合に用いる．
- 柴朴湯は，疏肝解鬱，補気健脾，理気降逆，去痰止咳，和解少陽の作用があり，ストレスで呼吸困難や過換気，煩燥感，精神不安，胸の煩悶感や苦しいなどの症状がみられる場合に用いる．
- 神秘湯は，平喘止咳，疏肝解鬱，理気化痰の作用があり，ストレスが原因で喘鳴を生じ，呼吸困難，胸苦しさ，イライラ，精神不安などを伴う場合に用いる．
- 六味丸は，滋陰補腎の作用があり，虚弱体質，手足のほてり，寝汗，成長の遅延などを伴う小児喘息の体質改善や発作予防を目的に投与する．

消化器の症状

# 口内炎

## 概説

口内炎は，精神的なストレス，自律神経失調，急性胃炎，神経性胃炎，慢性消耗性疾患などが原因で起きることが多い．

漢方医学では，発症の原因および臨床症候に応じた処方をすることで口内炎の症状を改善するとともに，体の状態を調整して再発を予防する．

## 症状による漢方製剤の使い方

| 症状 | 処方 |
|---|---|
| ストレスで舌尖部に赤味，潰瘍，痛みがあり，心窩部のつかえ感がある場合 | 半夏瀉心湯 14 → p92 |
| 舌の色は，全体的に真赤または中央部分が赤く痛みがあり，口内の灼熱感，胸やけがある場合 | 黄連解毒湯 15 → p93 |
| 舌質が赤く，熱感があり，ヒリヒリした痛みがある場合 | 温清飲 57 → p141 |
| 口内潰瘍の色は，淡白で治りにくい，食欲不振，胃痛，上腹部の冷えなどを伴う場合 | 人参湯 32 → p115 |
| 血色不良で顔につやがなく疲労倦怠感がある，口内炎や口内潰瘍が長引く傾向にある場合 | 十全大補湯 48 → p133 |

### 処方のポイント

- 半夏瀉心湯は，和胃降逆，開結除痞の作用があり，精神的なストレスが原因で口内炎や潰瘍が発症した場合の第一選択薬として用いる．
- 黄連解毒湯は，清熱瀉火，解毒，清熱化湿，止血の作用があり，刺激物（辛いものやお酒）のとりすぎが原因で起きる口内炎，食道炎，胃炎などに投与する．
- 温清飲は，養血活血，清熱瀉火の作用があり，黄連解毒湯の適応症より軽度であるが，舌質は赤い，口内の熱感，ヒリヒリした痛みがあり，皮膚の乾燥や四肢の冷えを伴う場合に用いる．
- 人参湯は，温中散寒，補益脾胃の作用があり，脾胃虚寒が原因で口内の潰瘍が治りにくい場合に用いる．
- 十全大補湯は，温補気血の作用があり，気血両虚（気と血の両者がともに消耗損傷すること）が原因で口内炎が慢性化，あるいは長期化する場合に投与する．

消化器の症状

# 口内乾燥

## 概説

口内乾燥の原因には，薬の副作用，熱性疾患，脱水，シェーグレン症候群などがある．また，長期間に及ぶ口内乾燥は，治療が困難である．

漢方医学では，口内乾燥の原因を内因と外因に分け，内因を体のバランスの乱れなど，外因を乾燥した環境などと考える．臨床では，証に応じた漢方製剤の投与により体質を改善することで，症状の軽減，身体バランスの調整などの効果が得られる．

## 症状による漢方製剤の使い方

| 症状 | 漢方製剤 |
|---|---|
| 口内乾燥感が続き，ときに空咳がある，そのほかの症状は特にない場合 | 麦門冬湯 29 → p112 |
| 手足のほてりやのぼせ，足腰のだるさ，寝汗や午後の潮熱感を伴う場合 | 六味丸 87 → p171 |
| ストレスがあり，脇腹がやや張る，口苦などの症状を伴う場合 | 小柴胡湯 9 → p84 |
| 高熱，汗が多い，口渇などを伴う場合 | 白虎加人参湯 34 → p118 |
| 空咳，あるいは痰が出にくく，ときに痰に血が混じる場合 | 滋陰降火湯 93 → p177 |
| 熱があり，口渇，口臭，便秘がひどく，腹部膨満感を伴う場合 | 調胃承気湯 74 → p157 |

## 処方のポイント

- 麦門冬湯は，益胃潤肺，降逆下気の作用があり，薬の副作用，慢性肺疾患などが原因で口内乾燥をきたす場合に用いる．
- 六味丸は，滋陰補腎の作用があり，手足のほてり，のぼせ，寝汗，潮熱，腰や下肢の脱力感などを伴う口内乾燥に投与する．
- 小柴胡湯は，和解少陽，清熱透表，疏肝解鬱，補気健脾，和胃止嘔の作用があり，寒熱往来，胸脇苦満の症状を伴う口内乾燥に使用する．
- 白虎加人参湯は，清熱，益気生津の作用があり，発熱や高熱を伴う口内乾燥や糖尿病に伴う口内乾燥に用いる．
- 滋陰降火湯は，滋陰降火，潤肺止咳の作用があり，空咳，あるいは，痰を出しにくいなどの症状を伴う口内乾燥に用いる．
- 調胃承気湯は，和中調胃，緩下熱結の作用があり，口渇，口臭，歯痛，便秘などを伴う口内乾燥に投与する．

消化器の症状

# しゃっくり

## 🧠 概説

　しゃっくりは，横隔膜の痙攣が原因で起こる症状であり，多くは一過性であるが，脳，頸部，胸部，腹部などの病気が原因で横隔膜，あるいは横隔神経を刺激して発症することがある．

　漢方医学では，しゃっくりの原因は器質性疾患のほかに，飲食の失調，精神的なストレス，脾胃の虚弱などと考えられ，体質，症状に応じた漢方製剤を用いて治療する．

## 📋 症状による漢方製剤の使い方

| しゃっくりが出るが，特にほかの症状はない場合 | …………… 芍薬甘草湯 68 → p152 |

| しゃっくりに吐き気，胸または咽喉の閉塞感や痞え感を伴う場合 | …………… 半夏厚朴湯 16 → p95 |

| しゃっくりの音が低く，ときに透明の胃液を吐く．胃がもたれ，温かい飲食物を好む場合 | …………… 人参湯 32 → p115 |

| 急にしゃっくりが出るが，連続性はない．口や咽喉の乾燥感，空咳を伴う場合 | …………… 麦門冬湯 29 → p112 |

### 処方のポイント

- 芍薬甘草湯は，平肝，解痙止痛などの作用があり，しゃっくりが止まらない場合に投与する．また症状が出たときに対処的に頓服として用いるとよい．
- 半夏厚朴湯は，行気開鬱，降逆化痰の作用があり，精神的なストレスが原因でしゃっくりを引き起こし，腹部の膨満感，ゲップなどを伴う場合に用いる．
- 人参湯は，温中散寒，補益脾胃の作用があり，脾胃の虚弱が原因で生じたしゃっくりに，食欲不振，温かい飲食物を好み冷たいものを嫌う，腹部の冷えなどの症状を伴う場合に処方する．腹部の冷えが強い場合には，附子理中湯を用いる．
- 麦門冬湯は，益胃潤肺，降逆下気の作用があり，しゃっくりのほかに口や咽喉部の乾燥感，胃痛などの症状を伴う場合に投与する．

消化器の症状

# 食欲の異常

## 概説

過度の疲労や精神的ストレス，老化現象，慢性疾患，抗癌剤や放射線治療の副作用，胃腸障害などが原因で食欲不振や食欲亢進，または過食などの症状を引き起こすことがある．

漢方医学では，体質，症状の違い，発症の原因に応じた漢方製剤を投与することで治療効果を高めている．

## 症状による漢方製剤の使い方

| 症状 | 処方 | 番号 | 参照 |
|---|---|---|---|
| 食欲不振，味を感じにくい，疲れやすい場合 | 六君子湯 | 43 | → p128 |
| 食欲不振，疲れやすい，温かい飲食物を好み，冷たい物を嫌う，腹部の冷えなどがある場合 | 人参湯 | 32 | → p115 |
| ストレスによる過食，肥満，イライラ，食べないと落ち着かない，腹部膨満感がある場合 | 加味逍遥散 | 24 | → p103 |
| 食欲不振，食後の胃のつかえ感がある場合 | 香蘇散 | 70 | → p153 |
| 激しい空腹感を繰り返し，冷たい飲食物を好む場合 | 白虎加人参湯 | 34 | → p118 |
| 胸やけや胃部のつかえ感があり，食欲が低下している場合 | 半夏瀉心湯 | 14 | → p92 |
| 食べすぎや飲みすぎで食欲不振，腹部膨満感，ゲップなどがある場合 | 平胃散 | 79 | → p163 |

### 処方のポイント

- 六君子湯は，益気補中，健脾養胃，化痰行気の作用があり，脾胃気虚が原因で食欲不振や疲れやすいなどの症状に用いる．
- 人参湯は，温中散寒，補益脾胃の作用があり，脾胃虚寒（脾胃が虚寒であること）が原因で食欲不振や疲労倦怠感などを生じた場合に投与する．また，腹部の冷えが強い場合は，附子理中湯を処方する．
- 加味逍遥散は，疏肝清熱，健脾養血の作用があり，ストレスがあり，イライラ，過食または過食による肥満，食べないと落ち着かないなどの症状がある場合に用いる．
- 香蘇散は，疏散風寒，理気和中の作用があり，食欲不振，胸部や上腹部のつかえ感，悪心などを伴う感冒に投与する．
- 白虎加人参湯は，清熱，益気生津の作用があり，常に空腹感があり，口渇が強いなどの症状を伴う糖尿病に投与する．
- 半夏瀉心湯は，和胃降逆，開結除痞の作用があり，食欲不振，胃痛，胸やけなどがみられる場合に投与する．
- 平胃散は，燥湿健脾，行気和胃の作用があり，食あたりや暴飲暴食が原因で食欲不振，腹部の膨満感などがみられる場合に用いる．また，下痢を伴う場合には，胃苓湯を処方する．

消化器の症状

# 上腹部痛

## 概説

　上腹部痛は，急性胃炎，慢性胃炎，胃潰瘍などの疾患によくみられる症状である．また不定愁訴として現れる上腹部痛は，諸検査において特に異常を認められず治療に困難をきたす．
　漢方医学では，患者の体質，症状の違いに応じた漢方製剤を処方することで治療の効果を上げている．

## 症状による漢方製剤の使い方

| 症状 | 漢方製剤 |
|---|---|
| ストレスが引き金となり脇腹や胃部に痛みがある，気に病む，イライラしやすい場合 | 加味逍遥散 24 → p103 ＋ 四逆散 35 → p119 |
| 胃痛，食欲不振，食べても味を感じない，疲れやすい，腹部膨満感などがある場合 | 六君子湯 43 → p128 |
| 胃部や腹部の冷え，温かい飲食物を好み，冷たい物をとると痛みが増強する場合 | 人参湯 32 → p115 |
| 胃痛，胸やけ，心窩部のつかえ感，悪心，口内炎などのある場合 | 半夏瀉心湯 14 → p92 |
| 暴飲暴食，食あたり，ゲップ，胃痛などの場合 | 平胃散 79 → p163 |
| 上腹部にチクチクとした痛みがあり，食欲はあるが食べるとすぐ吐く，口内乾燥がある場合 | 麦門冬湯 29 → p112 |
| 冷たい飲食物をとると胃部に痛みがある場合 | 安中散 5 → p78 |

### 処方のポイント

- 加味逍遥散は，疏肝清熱，健脾養血の作用があり，ストレスが原因で上腹部の痛みや脇の痛みを生じた場合に加味逍遥散合四逆散を投与する．
- 六君子湯は，益気補中，健脾養胃，化痰行気の作用があり，脾胃気虚が原因で上腹部に痛みがみられる場合に投与する．
- 人参湯は，温中散寒，補益脾胃の作用があり，脾胃虚寒（脾胃が虚寒であること）が原因で起こる上腹部痛に用いる．また冷えと痛みが強い場合には，附子理中湯を処方する．
- 半夏瀉心湯は，和胃降逆，開結除痞の作用があり，胃痛，胸やけ，上腹部のつかえ感などがみられる場合に投与する．
- 平胃散は，燥湿健脾，行気和胃の作用があり，暴飲暴食が原因で起こる上腹部の痛みに用いる．
- 麦門冬湯は，益胃潤肺，降逆下気の作用があり，胃痛，口内乾燥などがみられる場合に投与する．

消化器の症状

# 腹部膨満感

## 概説

腹部膨満感は，種々の腹部疾患でみられる症状である．なかには検査上，特に異常所見がみられないものがあり，治療が困難である．

漢方医学では，このような心身症，自律神経失調症，神経症，抑うつ，不定愁訴などによる腹部膨満感に対して証に応じた漢方製剤を投与することで効果が得られる．

## 症状による漢方製剤の使い方

| 症状 | 処方 |
|---|---|
| 腹部膨満感，食欲不振，味を感じない，疲れやすい，などの場合 | 六君子湯 43 → p128 |
| 胃部や手足の冷え，胃腸が弱い，温かい飲食物を好み，冷たい物をとると症状が悪化する場合 | 人参湯 32 → p115 |
| 腹部の冷え，腸管のグル音が著明，腸管蠕動運動の機能低下，術後の便秘などの場合 | 大建中湯 100 → p182 |
| ストレスによるイライラ，腹部膨満感が強い，胃・食道の逆流症状がある場合 | 四逆散 35 → p119 ＋ 半夏厚朴湯 16 → p95 |
| ストレスによるイライラ，抑うつ，ため息，気分がスッキリしない，軽度の腹部膨満感がある場合 | 加味逍遙散 24 → p103 |
| 食べすぎ，飲みすぎ，ゲップなどの場合 | 平胃散 79 → p163 |

## 処方のポイント

- 六君子湯は，益気補中，健脾養胃，化痰行気の作用があり，脾胃気虚（脾胃の虚弱，運化機能の無力のこと）が原因で腹部膨満感を起こした場合に用いる．
- 人参湯は，温中散寒，補益脾胃の作用があり，脾胃虚寒（脾胃が虚寒であること）が原因で腹部膨満感を生じた場合に用いる．
- 大建中湯は，温中補虚，降逆止痛の作用があり，腹部疾患の術後に腸管の蠕動機能の低下が原因で腹部膨満感を起こした場合に投与する．
- 四逆散は，疏肝解鬱，理気止痛，透熱の作用があり，半夏厚朴湯は，行気解鬱，降逆化痰の作用がある．ストレスが原因で腹部膨満感を引き起こし，イライラ，胃食道逆流の症状を伴う場合には，四逆散合半夏厚朴湯を処方する．
- 加味逍遙散は，疏肝清熱，健脾養血の作用があり，ストレスによる肩こりやイライラ，胸部の煩悶感，憂うつ気分などを伴う場合に投与する．
- 平胃散は，燥湿健脾，行気和胃の作用があり，暴飲暴食が原因で腹部膨満感を起こした場合に用いる．

消化器の症状

# 便秘

## 概説

便秘は，腸の障害による器質性便秘と，腸の機能が低下して起こる機能性便秘に分類される．一般的に便秘といわれるのは機能性便秘が多い．

漢方医学では，便秘を実証のものと虚証のもの，また熱証のものと寒証のものに分けて考える．その考え方に基づき，体質，症状の違い，発症の原因に応じた漢方製剤を投与することで治療効果を高めている．

## 症状による漢方製剤の使い方

| 症状 | 漢方製剤 | 番号 | 参照 |
|---|---|---|---|
| 体力中等度の人を中心に，軽度，または中等度の便秘の場合 | 大黄甘草湯 | 84 | → p168 |
| 便秘，口渇，口臭，歯痛，嘔吐などの場合 | 調胃承気湯 | 74 | → p157 |
| 腹部膨満感，つかえ感，腹痛や圧痛，発熱や体の熱感を伴う便秘の場合 | 大承気湯 | 133 | → p207 |
| 下腹部の抵抗や圧痛，顔のしみ，下肢静脈の怒脹，月経異常，子宮内膜症や筋腫を伴う便秘の場合 | 桃核承気湯 | 61 | → p144 |
| 体力が充実した人で，季肋部の苦満，膨満感があるなどの場合 | 大柴胡湯 | 8 | → p82 |
| 体力が充実した人で，肥満，熱感，高血圧を伴う便秘の場合 | 防風通聖散 | 62 | → p146 |
| 兎糞様便，口の乾燥感，病後や高齢者の体力低下時の場合 | 麻子仁丸 | 126 | → p203 |
| 顔色が悪い，貧血，または貧血気味，皮膚乾燥，腹壁弛緩を伴う産後の人や高齢者の便秘などの場合 | 潤腸湯 | 51 | → p135 |
| 疲れやすい，排便後に汗が出てひどく疲れる．排便力が弱い，始めは硬便，後は下痢便などの場合 | 補中益気湯 | 41 | → p126 |

> **処方のポイント**
>
> 実証便秘
> ・大黄甘草湯は，清熱通便の作用があり，体力中等度の人で，軽度または，中等度の習慣性便秘に用いる．
> ・調胃承気湯は，和中調胃，緩下熱結の作用があり，口渇，口乾，口臭，歯痛などを伴う便秘に投与する．
> ・大承気湯は，峻下熱結の作用があり，実熱が原因で腹部膨満感，つかえ感，腹痛や圧痛，発熱や体の熱感を伴う便秘に投与する．
> ・桃核承気湯は，破血下瘀，通便の作用があり，瘀血(子宮内膜症，子宮筋腫，卵巣腫瘍，月経痛，月経困難症など)に伴う便秘に用いる．
> ・大柴胡湯は，和解少陽，通瀉熱結の作用があり，寒熱往来，胸脇苦満を伴う便秘に投与する．また脂肪肝に伴う便秘にも効果的である．
> ・防風通聖散は，疏風解表，瀉熱通下の作用があり，高血圧，肥満，腹部脂肪が多い人の便秘に用いる．
>
> 虚証便秘
> ・麻子仁丸は，潤腸通便の作用があり，津液不足(津液の不足)が原因で便秘を起こした場合に投与する．
> ・潤腸湯は，滋陰補血，潤腸通便の作用があり，血虚(営血の不足)が原因で便秘を起こした場合に投与する．
> ・補中益気湯は，補中益気，昇陽挙陥の作用があり，気虚(気の虚弱)が原因で便秘を起こし，疲れやすい，疲労倦怠感，食欲不振などの症状を伴う場合に投与する．

## 消化器の症状

# 下痢

### 🧠 概説

　下痢は，急性胃腸炎，慢性胃腸炎，潰瘍性大腸炎，過敏性腸症候群，消化不良，胃腸型感冒，クローン病など，慢性胃腸疾患によくみられる症状である．

　漢方医学では，下痢を体質や臨床症状によっていくつかのタイプに分けて考える．また，それぞれのタイプ（証）に現れる症状に適応する漢方製剤を用い，下痢の症状を改善するとともに，体全体の不調を改善し病気を治療する．

### 📋 症状による漢方製剤の使い方

| 症状 | 漢方製剤 |
|---|---|
| 体力が低下しており，疲労倦怠感，腹部や体の冷えが強く，水様下痢が認められる場合 | 真武湯 30 → p113 |
| 食欲不振，疲れやすい，唾液分泌過多，温かい飲食物を好む，軟便などの場合 | 人参湯 32 → p115 |
| 夜明け方に水様下痢便を繰り返す，腹部や手足の冷え，やせなどの場合 | 人参湯 32 → p115 ＋ 真武湯 30 → p113 |
| 比較的体力が低下し，やせ型で顔色が悪い人の下痢，または不消化便などの場合 | 啓脾湯 128 → p205 |
| 暴飲暴食による軟便や下痢，腹部の膨満感，ゲップ，などの場合 | 平胃散 79 → p163 あるいは 胃苓湯 115 → p196 |
| 急性の下痢で，しぶり腹や下痢による肛門の灼熱感がある場合 | 半夏瀉心湯 14 → p92 ＋ 黄連解毒湯 15 → p93 |
| 食欲不振，疲れやすい，軟便などの場合 | 六君子湯 43 → p128 |
| ストレスがあり，抑うつ，落ち着かない，ため息，腹部膨満感，下痢と便秘を交互に繰り返すなどの場合 | 加味逍遥散 24 → p103 |

### 処方のポイント

- 真武湯は，温陽利水の作用があり，腹部の冷え，下痢，むくみや浮腫などがみられる場合に用いる．
- 人参湯は，温中散寒，補益脾胃の作用があり，腹部の冷痛，食欲不振，温かいものを好み冷たいものを嫌う人の下痢症に用いる．また五更瀉（夜明け方に水様下痢便を繰り返し治りにくい）がみられる場合には，人参湯合真武湯を用いると下痢の治療とともに体質も改善される．
- 啓脾湯は，健脾益胃，消食止瀉の作用があり，脾胃気虚（脾胃の虚弱，運化機能の無力のこと）が原因で下痢を起こした場合に投与する．
- 平胃散は，燥湿健脾，行気和胃の作用があり，暴飲暴食が原因で消化不良の下痢便を起こした場合に用いる．また下痢が著しい場合には胃苓湯を投与する．
- 半夏瀉心湯は，和胃降逆，開結除痞の作用があり，黄連解毒湯は，清熱瀉火，解毒，清熱化湿，止血の作用がある．急性胃腸炎に下痢，悪心，嘔吐の症状を伴う場合に半夏寫心湯合黄連解毒湯を投与する．また抗菌薬を併用するとよい．

## 泌尿器の症状

# 排尿異常

### 🧑 概説

　排尿異常の原因には，器質的なものと機能的なものがある．原因治療によってすみやかに改善される場合もあるが，機能的な障害があり回復が思わしくない場合もある．

　漢方医学では，多様な原因による排尿異常に対して，体質，症状の違いに応じた漢方製剤を使い分けて治療効果を高めている．

### 📋 症状による漢方製剤の使い方

| 日中および夜間の頻尿があり，足腰の脱力感や無力感，手足の冷え，寒がりなどを伴う場合 | ……… 八味地黄丸 7 → p80 |
|---|---|
| 排尿困難または，頻尿，足腰の脱力感，手足のほてり，のぼせ，口乾，寝汗などを伴う場合 | ……… 六味丸 87 → p171 |
| 神経質なタイプでストレスがあり，頻尿，残尿感，下腹部痛がある．ただし感染がみられない場合 | ……… 清心蓮子飲 111 → p192 |
| 排尿異常の人で足腰の脱力感や冷え，下肢のしびれや痛み，浮腫を伴う場合 | ……… 牛車腎気丸 107 → p188 |
| 尿路感染症で排尿異常(頻尿，残尿感，排尿痛，排尿困難)がみられる場合 | ……… 五淋散 56 → p140 |

### 処方のポイント

- 八味地黄丸は，温陽補腎の作用があり，腰や足の脱力感，寒がり，四肢の冷えなどに伴う排尿異常に投与する．
- 六味丸は，滋陰補腎の作用があり，腰や足の脱力感，手足のほてり，のぼせ，咽喉の乾燥感，寝汗などを伴う排尿異常に投与する．
- 清心蓮子飲は，益気滋陰，清心火，利水の作用があり，尿検査で細菌感染は認められないが，排尿痛，残尿感，頻尿などの症状がある場合に用いる．
- 牛車腎気丸は，温陽補腎，利水活血の作用があり，足腰の脱力感や冷え，下肢の痛みやしびれ，浮腫などの症状がある場合に用いる．
- 五淋散は，清熱涼血，利水通淋の作用があり，尿路感染が原因で排尿異常を起した場合に用いる．

## 泌尿器の症状

# 頻　尿

## 🗣 概説

頻尿は，泌尿器系疾病のなかによくみられる症状である．頻尿の原因は，尿路感染症，前立腺肥大，前立腺炎，心因性頻尿，老化現象（膀胱機能減退）などがある．

漢方製剤を用いる場合には，患者の体質，臨床症状，排尿の状態に応じた処方を使い分けることが重要である．

## 📋 症状による漢方製剤の使い方

| 症状 | 処方 | 番号 | 頁 |
|---|---|---|---|
| 細菌による尿路感染，頻尿，排尿痛，残尿感などがある場合 | 五淋散 | 56 | → p140 |
| 感染は，認めない．神経質，頻尿，残尿感，下腹部の不快感がある場合 | 清心蓮子飲 | 111 | → p192 |
| 夜間の頻尿があり，腰痛，腰や下肢の脱力感，寒がり，手足の冷え，などがある場合 | 八味地黄丸 | 7 | → p80 |
| 頻尿，残尿感，腰や下肢の脱力感，手足のほてり，のぼせ，寝汗，などがある場合 | 六味丸 | 87 | → p171 |
| 血尿や排尿痛，残尿感がある場合 | 猪苓湯 | 40 | → p125 |
| 頻尿，残尿感があり，顔色が悪い，皮膚の乾燥感，四肢の冷えなどがある場合 | 猪苓湯合四物湯 | 112 | → p193 |

## 処方のポイント

- 五淋散は，清熱涼血，利水通淋の作用があり，湿熱（尿路感染）が原因で排尿痛，排尿困難，残尿感，頻尿などを引き起こした場合に投与する．また発熱，炎症が強い場合には，抗菌薬を併用する．
- 清心蓮子飲は，益気滋陰，清心火，利水の作用があり，尿検査で細菌感染が認められないが，精神的なストレスが原因で排尿痛，残尿感，頻尿などの症状を生じた場合に用いる．
- 八味地黄丸は，温陽補腎の作用があり，腰や足の脱力感，寒がり，四肢の冷えなどに伴う頻尿や夜間頻尿に投与する．
- 六味丸は，滋陰補腎の作用があり，腰や足の脱力感，手足のほてり，のぼせ，咽喉の乾燥感，寝汗などを伴う頻尿に投与する．
- 猪苓湯は，利水清熱，養陰の作用があり，尿路結石が原因で血尿，頻尿などを起こした場合に用いる．さらに痙攣性の痛みを伴う場合には，芍薬甘草湯を併用する．
- 猪苓湯合四物湯は，養血活血，利水清熱の作用があり，貧血や貧血ぎみの人で，頻尿，残尿感，排尿痛などの症状がある場合に用いる．

関節・筋肉の症状

# 肩こり

## 概説

　肩こりは日常多くみられる症状であり，原因は筋肉の疲労によるものから病気が原因で発症するものまでさまざまである．

　漢方医学は，心因性のストレス，目の疲労，運動不足，無理な姿勢，頸椎症，頸椎の外傷，むち打ち症などによる肩こりに対して有効である．臨床では，通常の治療に合わせて，原因，体質，症状の違いに応じた漢方製剤を投与することで治療効果を上げている．

## 症状による漢方製剤の使い方

| 症状 | 漢方製剤 |
|---|---|
| 後頭部の痛み，頸部のこわばりを伴う場合 | 葛根湯 1 → p74 |
| むち打ち症や頸椎症などによる肩こり，上肢の痛みやしびれなどの場合 | 葛根湯 1 → p74 ＋ 桂枝茯苓丸加薏苡仁 125 → p202 |
| 肩こりがあり，イライラ，考えすぎ，ため息，頭痛，などを伴う場合 | 加味逍遥散 24 → p103 |
| 運動不足や長時間の作業などで血液循環が悪くなり肩がこる場合 | 桂枝茯苓丸加薏苡仁 125 → p202 |
| 肩こりに手足のほてり，のぼせ，疲れやすい，腰痛，寝汗などを伴う場合 | 六味丸 87 → p171 |

### 処方のポイント

- 葛根湯は，辛温解表，発汗，舒筋の作用があり，寒邪（寒冷）が原因で肩こりを引き起こした場合に投与すると効果的である．
- 桂枝茯苓丸加薏苡仁は，活血化瘀，利水の作用があり，頸椎症，むち打ち症などが原因で肩こり，頸椎の痛みやこわばりがみられる場合には，本方に葛根湯を併用する．
- 加味逍遥散は，疏肝清熱，健脾養血の作用があり，ストレスで肩こり，イライラ，胸部の煩悶感，憂うつ気分などがみられる場合に投与する．
　また，血行障害で肩こりや痛みが著しい場合には，桂枝茯苓丸加薏苡仁を併用する．
- 六味丸は，滋陰補腎の作用があり，腎陰虚（腎精の不足）が原因で肩こりが生じ，手足のほてり，のぼせ，寝汗，腰と足の脱力感などを伴う場合に投与する．

関節・筋肉の症状

# 肩痛

## 概説

肩痛の原因はさまざまで，過度の使用による一過性のものから長期に渡り症状が続く肩関節周囲炎（五十肩），腱の断裂などの外傷性のものなどがある．

いずれにおいても治療の過程において漢方薬の使用は症状の改善に有効である．

## 症状による漢方製剤の使い方

| 症状 | 処方 |
|---|---|
| 作業などで肩を酷使したことにより発症したと思われる場合 | 二朮湯 88 → p173 |
| 肩関節の痛み，腫れ，熱感などの症状がみられる場合 | 二朮湯 88 → p173 ＋ 越婢加朮湯 28 → p111 |
| 五十肩の痛みが慢性化して血液循環障害がみられる場合 | 二朮湯 88 → p173 ＋ 桂枝茯苓丸加薏苡仁 125 → p202 |
| 事故後や外傷治療後などに，痛みが強く上腕神経痛を伴う場合 | 疎経活血湯 53 → p137 |

### 処方のポイント

- 二朮湯は，燥湿化痰，散寒去風の作用があり，肩関節周囲炎（五十肩）が原因で肩痛を生じた場合に投与する．
- 越婢加朮湯は，散風清熱，宣肺行水の作用があり，急性期に肩関節の痛み，腫れ，熱感，夜間に痛みで目が覚めるなどの症状が現れる場合には，二朮湯合越婢加朮湯を使用する．
- 二朮湯合桂枝茯苓丸加薏苡仁は，慢性化して治りにくい肩関節周囲炎や，それに伴う血行障害や激しい痛み，上肢の活動制限がみられる場合に用いる．
- 疎経活血湯は，活血疏経，去風除湿の作用があり，肩関節の痛み，上肢の神経痛や筋肉痛，肩こりなどがみられる場合に用いる．

関節・筋肉の症状

# 腰 痛

## 概説

腰痛の原因としては，筋肉疲労，ぎっくり腰，腰椎椎間板ヘルニア，腰椎変形性疾患，骨粗鬆症，事故や外傷の後遺症，内臓疾患などに伴う痛みなどさまざまである．

漢方医学では，患者の腰痛の原因，体質，臨床症状などに応じた漢方製剤を処方することで，症状の軽減，治療期間の短縮などの効果が期待できる．

## 症状による漢方製剤の使い方

| 症状 | 漢方製剤 | 番号 | ページ |
|---|---|---|---|
| 固定性腰痛が夜間に悪化する，舌に青紫色などの瘀血症状を伴う場合 | 疎経活血湯 | 53 | →p137 |
| 疲れると腰痛が現れ，足腰のだるさ，手足の冷え，夜間頻尿などを伴う場合 | 八味地黄丸 | 7 | →p80 |
| 腰痛に足腰の脱力感，手足のほてり，のぼせ，寝汗などを伴う場合 | 六味丸 | 87 | →p171 |
| 腰痛に膝の痛み，足腰の冷え，疲労倦怠感を伴う場合 | 大防風湯 | 97 | →p180 |
| 腰痛に下肢の痛みやしびれ，むくみなどを伴う場合 | 牛車腎気丸 ＋ 桂枝茯苓丸 | 107 / 25 | →p188 / →p105 |
| 腰部の冷え，痛み，むくみがある場合 | 苓姜朮甘湯 | 118 | →p197 |
| 腰痛に四肢の冷え，しもやけを伴う場合 | 当帰四逆加呉茱萸生姜湯 | 38 | →p122 |

## 処方のポイント

- 疎経活血湯は，活血疏経，去風除湿の作用があり，ぎっくり腰，腰椎の変形，腰椎ヘルニア，すべり症，打撲などの疾患に伴う腰痛に用いる．筋肉の痙攣を伴う場合は，芍薬甘草湯を併用する．
- 八味地黄丸は，温陽補腎の作用があり，腰や足の脱力感，寒がり，四肢の冷え，夜間頻尿などに伴う腰痛に投与する．
- 六味丸は，滋陰補腎の作用があり，腰や足の脱力感，手足のほてり，のぼせ，咽喉の乾燥感，寝汗などを伴う腰痛に投与する．
- 牛車腎気丸は，温陽補腎，利水活血の作用があり，腰痛，腰や下肢の脱力感，痛み，しびれなどの症状に投与する．また下肢のしびれや痛みが著しい場合には，桂枝茯苓丸を併用する．
- 苓姜朮甘湯は，温中散寒，健脾除湿の作用があり，腰部の冷え，痛み，むくみがみられる場合に用いる．
- 当帰四逆加呉茱萸生姜湯は，温経散寒，養血通脈の作用があり，貧血や貧血ぎみ，四肢の冷え，寒がり，しもやけなどの症状を伴う腰痛に投与する．

関節・筋肉の症状

# 膝関節痛

## 👤 概説

　膝関節痛は，関節の変形，炎症，関節液の貯留などによって発症する．臨床では，急性のものと慢性のものがある．

　漢方医学では，発症の原因，患者の体質，症状の違いに応じた漢方製剤を投与することで痛みの軽減，鎮痛剤の減量などが可能であり，繰り返す関節液の貯留も改善される．

## 📋 症状による漢方製剤の使い方

| 症状 | 漢方製剤 |
|---|---|
| 関節に腫れ，熱感，痛みを認める場合 | 越婢加朮湯 28 → p111 |
| 膝関節の熱感，腫れ，痛みに，疲れやすい，四肢の冷えなどを伴う場合 | 越婢加朮湯 28 → p111 ＋ 防已黄耆湯 20 → p99 |
| 膝関節の痛み，むくみ，疲れやすい場合 | 防已黄耆湯 20 → p99 |
| 関節痛，関節液貯留，下肢のむくみや浮腫がある場合 | 防已黄耆湯 20 → p99 ＋ 五苓散 17 → p96 |
| 慢性的な痛み，関節の冷え，関節が動かしにくい場合 | 防已黄耆湯 20 → p99 ＋ 桂枝茯苓丸 25 → p105 |
| 関節がガクガクした感じがあり，腰や下肢の脱力感を伴う場合 | 八味地黄丸 7 → p80 ＋ 防已黄耆湯 20 → p99 |
| 関節の痛み，冷え，むくみ，冷えると症状が悪化する場合 | 薏苡仁湯 52 → p136 ＋ 桂枝茯苓丸 25 → p105 |

### 処方のポイント

- 越婢加朮湯は，散風清熱，宣肺行水の作用があり，湿熱（湿と熱が結合した病邪）が原因で膝関節痛を引き起こし，局部の発赤，腫れ，熱感を伴う場合に投与する．また水腫やむくみを伴う場合には五苓散を併用し，疲れやすい，四肢の冷え，むくみを伴う場合には防已黄耆湯を併用する．
- 防已黄耆湯は，補気健脾，利水消腫，去風止痛の作用があり，膝関節痛に四肢の冷え，むくみなどの症状を伴う場合に用いる．痛みが激しい場合には桂枝茯苓丸を併用する．膝関節痛に水腫や下肢の浮腫を伴う場合には五苓散を併用する．
- 八味地黄丸は，温陽補腎の作用があり，関節の不安定感，腰や下肢の脱力感などを伴う場合に投与する．関節痛が著しい場合には防已黄耆湯を併用する．
- 薏苡仁湯は，去風除湿，活血止痛の作用があり，膝関節の痛み，冷感，むくみ，冷えると症状が悪化する場合に用いる．痛みが激しい場合には桂枝茯苓丸を併用する．

## 関節・筋肉の症状

# 筋肉痙攣

## 概説

　筋肉痙攣は，全身または一部の筋肉の不随意かつ発作的収縮を示す症状であり，原因は器質的なものと機能的なものがある．

　漢方製剤は，患者の体力や体質にかかわらず，いずれの原因にも適応するが，特に機能的なものに著しい効果が得られる．

　漢方治療では，骨格筋や平滑筋の急激な痙攣，あるいは痙攣性疼痛に対して単方で連用し，頓服で用いることもある．また患者の体質，臨床症状に応じて他の処方を併用することもある．

## 症状による漢方製剤の使い方

| 症状 | 処方 |
|---|---|
| 骨格筋や平滑筋の急激な痙攣，あるいは痙攣性疼痛，こむらがえり，など | 芍薬甘草湯 68 → p152 |
| 尿路結石で血尿，腹部や腰部の痙攣性疼痛などがみられる場合 | 猪苓湯 40 → p125 ＋ 芍薬甘草湯 68 → p152 |
| 胃痙攣による胃部の激しい痛み，食欲不振，吐き気，疲れやすいなどの場合 | 六君子湯 43 → p128 ＋ 芍薬甘草湯 68 → p152 |
| ギックリ腰による腰部の激痛 | 疎経活血湯 53 → p137 ＋ 芍薬甘草湯 68 → p152 |
| 下肢の神経痛，しびれ，脱力感，筋肉痙攣などがみられる場合 | 牛車腎気丸 107 → p188 ＋ 芍薬甘草湯 68 → p152 |

## 処方のポイント

- 芍薬甘草湯は，平肝，解痙止痛の作用があり，骨格筋や平滑筋の急激な痙攣や痙攣性疼痛に用いると優れた効果がある．臨床ではこむらがえりなどには芍薬甘草湯を1日に3回投与するが，就寝前に1回投与しても効果がある．
- 胃痙攣の場合には芍薬甘草湯を投与するとすみやかな効果がみられる．食欲不振，疲れやすい，吐き気，上腹部の痞え感を伴う場合には六君子湯を併用し，痛みが緩和すれば芍薬甘草湯を減量または中止する．
- 尿路結石による痙攣性疼痛の場合には芍薬甘草湯を2時間おきに投与し，痛みが緩和すると常用に用いる．血尿，排尿困難，残尿感などを伴う場合には猪苓湯を併用する．顔色が悪い，皮膚の乾燥感，四肢の冷えなどを伴う場合には猪苓湯合四物湯を併用する．
- ギックリ腰の場合には疎経活血湯を併用し，下肢の神経痛，しびれ，脱力感，筋肉痙攣などがみられる場合には牛車腎気丸を併用する．

神経の症状

# しびれ(上肢)

## 概説

しびれは，頸椎の変形や捻挫による神経の圧迫や障害，外傷後の後遺症，血液の循環障害などが原因で発症する．しびれの治療は困難をきたす場合が多い．

漢方医学では，患者の体質，しびれの状態や全身の症状などに適した漢方製剤を用いるため，症状の軽減や回復が期待される．

## 症状による漢方製剤の使い方

| 症状 | 処方 |
|---|---|
| 頸椎の捻挫や頸椎症に血行障害があり，上肢にしびれや痛みが現れる場合 | 葛根湯 1 → p74 ＋ 桂枝茯苓丸加薏苡仁湯 125 → p202 |
| 両手や指先にしびれや痛みがあり，冷え症，むくみを伴う場合 | 防已黄耆湯 20 → p99 ＋ 桂枝茯苓丸 25 → p105 |
| 顔色が悪く皮膚につやがない，冷え症などを伴う場合 | 四物湯 71 → p154 |
| 疲れるとしびれが出やすい，疲労倦怠感，汗をかきやすい場合 | 補中益気湯 41 → p126 |
| 冷えると上肢のしびれが悪化する場合 | 桂枝加朮附湯 18 → p97 |

### 処方のポイント

- 葛根湯は，辛温解表，発汗，舒筋の作用があり，桂枝茯苓丸加薏苡仁は，活血化瘀，利水の作用がある．瘀血（頸椎の変形，捻挫，むち打ち症の後遺症などによる血行障害）が原因で上肢のしびれや痛みを引き起こした場合には，葛根湯合桂枝茯苓丸加薏苡仁を用いると効果的である．
- 防已黄耆湯は，補気健脾，利水消腫，去風止痛の作用があり，疲れやすい，上肢の関節痛，むくみ，こわばりなどがみられる場合に投与する．痛みが著しい場合には，桂枝茯苓丸を併用する．
- 桂枝茯苓丸は，活血化瘀，緩消癥塊の作用があり，瘀血が原因で両手指先にしびれや痛みがみられる場合に処方する．また疲れやすい，むくみ，関節痛などを伴う場合には，防已黄耆湯を併用する．
- 四物湯は，補血活血，調経の作用があり，血虚（営血の不足）が原因でしびれを起こし，顔色が悪く，皮膚につやがない，四肢の冷えなどを伴う場合に用いる．
- 補中益気湯は，補中益気，昇陽挙陥の作用があり，気虚（気の虚弱）が原因で両上肢にしびれを生じた場合に用いる．気虚によるしびれは，疲れると症状が現れるのが特徴である．
- 桂枝加朮附湯は，通陽散寒，止痛の作用があり，寒邪（寒冷）が原因の上肢のしびれや神経痛に用いる．

### 神経の症状

# しびれ（下肢）

## 概説

下肢のしびれは，腰椎椎間板ヘルニア，腰椎変形，腰椎椎管狭窄症などによる神経の圧迫などによって発症し，通常痛みを伴うことが多い．下肢のしびれも上肢と同じく治療に困難をきたすことが多い．

漢方医学では，発症の原因，体質，症状の違いに応じた漢方製剤を投与することで一定の効果が期待できる．

## 症状による漢方製剤の使い方

| 症状 | 処方 |
|---|---|
| 経過が長く，腰や下肢のだるさや痛みを伴い，患部の血液循環が悪い場合 | 牛車腎気丸 107 → p188 ＋ 桂枝茯苓丸 25 → p105 |
| 憂うつ気分の人，ストレスで症状が悪化する場合 | 柴朴湯 96 → p179 |
| しびれや痛みがあり，下肢に静脈瘤を認める場合 | 桂枝茯苓丸 25 → p105 |
| しびれや痛み，顔色が悪い，疲労倦怠感，下肢が冷える場合 | 大防風湯 97 → p180 |
| 両足指のしびれ，下肢の関節痛，冷え症がある場合 | 防已黄耆湯 20 → p99 ＋ 桂枝茯苓丸 25 → p105 |

### 処方のポイント

- 牛車腎気丸は，温陽補腎，利水活血の作用があり，腎陽虚（腎陽の不足）と瘀血（血行障害）が原因で下肢のしびれや脱力感，痛みなどを引き起こした場合に投与する．またしびれや痛みが慢性化して治りにくい場合には，牛車腎気丸合桂枝茯苓丸を用いる．
- 柴朴湯は，疏肝解鬱，補気健脾，理気降逆，去痰止咳，和解少陽の作用があり，気滞が原因で下肢のしびれや痛みがある場合に投与する．
- 桂枝茯苓丸は，活血化瘀，緩消癥塊の作用があり，瘀血（血行障害）が原因で下肢のしびれがみられる場合に用いる．下肢の静脈瘤に伴う痛みやしびれにも効果がある．また両足指のしびれ，疲れやすい，関節痛，むくみを伴う場合には，防已黄耆湯合桂枝茯苓丸を用いる．
- 大防風湯は，益気養血，去風消腫の作用があり，気血両虚（気と血の両者がともに消耗損傷すること）が原因で下肢のしびれや痛みなどがみられる場合に用いる．

**神経の症状**

# 上肢の神経痛

## 🧑 概説

　上肢の神経痛は，頸椎症，頸椎外傷，むち打ち症，帯状疱疹などにより発症し，症状が長引き繰り返す場合が多い．

　漢方医学では，患者の体質，臨床症状などに応じた漢方製剤を用いる．漢方製剤の使用により症状の軽減や回復を早めるなどの効果がある．

## 📋 症状による漢方製剤の使い方

| 症状 | 漢方製剤 |
|---|---|
| 冷えると痛みやしびれが悪化する場合 | ………… 桂枝加朮附湯 `18` → p97 |
| 外傷後や頸椎症による神経痛やしびれ，肩こりなどがみられる場合 | ………… 葛根湯 `1` → p74<br>＋<br>桂枝茯苓丸加薏苡仁 `125` → p202 |
| 痛みやしびれが治りにくく，血行障害の症状を伴う場合 | ………… 疎経活血湯 `53` → p137 |
| 上肢の関節痛，むくみ，こわばりなどを伴う場合 | ………… 防已黄耆湯 `20` → p99<br>＋<br>桂枝茯苓丸 `25` → p105 |

### 処方のポイント

- 桂枝加朮附湯は，通陽散寒，止痛の作用があり，寒邪（寒冷）が原因で上肢に神経痛が現れた場合に用いる．
- 葛根湯は，辛温解表，発汗，舒筋の作用があり，頸椎の病変が原因で上肢の神経痛を引き起こした場合に用いる．痛みが激しい場合には，葛根湯合桂枝茯苓丸を，または，葛根湯合桂枝茯苓丸加薏苡仁を用いると効果的である．
- 疎経活血湯は，活血疏経，去風除湿の作用があり，瘀血（血行障害）が原因で上肢の神経痛を引き起こした場合に用いる．
- 防已黄耆湯は，補気健脾，利水消腫，去風止痛の作用があり，疲れやすい，上肢の関節痛，むくみ，こわばりなどがみられる場合に投与する．痛みが著しい場合には，桂枝茯苓丸を併用する．

神経の症状

# 下肢の神経痛

## 概説

　下肢の神経痛は，腰椎の変形，腰椎椎管狭窄症，腰椎椎間板ヘルニア，外傷や事故などが原因で発症し，臨床では原因治療を受けた後も回復が思わしくなく症状が長引く例が多い．

　漢方医学では，体質，症状の違いに応じた漢方製剤を投与することで，血行障害の改善や痛みの軽減，回復を早める効果がある．

## 症状による漢方製剤の使い方

| 症状 | 漢方製剤 |
|---|---|
| 腰痛，下肢のしびれや脱力感を伴い，冷えると痛みが悪化する場合 | 牛車腎気丸 107 → p188<br>＋<br>桂枝茯苓丸 25 → p105 |
| 顔色が悪く，疲れやすい，下肢の痛み，冷え，しびれがある場合 | 大防風湯 97 → p180 |
| 腰痛を伴い，血行不良が原因と考えられる場合 | 疎経活血湯 53 → p137 |
| 下肢の関節痛，むくみ，浮腫，こわばりを伴う場合 | 防已黄耆湯 20 → p99<br>＋<br>桂枝茯苓丸 25 → p105 |
| 腰や下肢の脱力感，膝関節に力が入りにくいなどを伴う場合 | 八味地黄丸 7 → p80 |

### 処方のポイント

・牛車腎気丸は，温陽補腎，利水活血の作用があり，腎陽虚（腎陽の不足）瘀血（血行障害）が原因で下肢の神経痛を引き起こし，慢性化して治りにくく，冷えるまたは疲れると痛みやしびれが悪化する場合に用いる．また痛みが激しい場合には，桂枝茯苓丸を併用すると効果的である．
・大防風湯は，益気養血，去風消腫の作用があり，気血両虚（気と血の両者がともに消耗損傷すること）が原因で下肢の神経痛やしびれなどを引き起こした場合に用いる．
・疎経活血湯は，活血疏経，去風除湿の作用があり，瘀血（血行障害）による腰痛を伴う軽度の下肢神経痛に処方する．筋肉の痙攣を伴う場合は，芍薬甘草湯を併用する．
・防已黄耆湯は，補気健脾，利水消腫，去風止痛の作用があり，疲れやすい，下肢の関節痛，むくみ，こわばりなどがみられる場合に投与する．痛みが著しい場合には，桂枝茯苓丸を併用する．
・八味地黄丸は，温補腎陽の作用があり，腰や下肢の脱力感，膝関節に力が入りにくい，夜間頻尿などを伴う下肢の神経痛に用いる．

神経の症状

# 肋間神経痛

## 概説

　肋間神経痛は，帯状疱疹，外傷，胸椎の病変，胸膜炎，肺癌などが原因で，神経や神経根へのさまざまな障害や刺激によって引き起こる．またこの症状は，ストレスや精神的刺激で誘発されたり悪化したりする．

　漢方医学では，患者の体質，臨床症状，発病の原因に応じる漢方製剤を用いることで痛みの軽減や回復などの効果が認められる．

## 症状による漢方製剤の使い方

| 症状 | 処方 |
|---|---|
| 呼吸の動きに伴い痛みが増強される．微熱，口苦，喉の乾燥感がみられることがある場合 | 柴胡桂枝湯 10 → p86 |
| 帯状疱疹後に神経痛が著しく，血行障害があり，治りにくい場合 | 柴胡桂枝湯 10 → p86 ＋ 桂枝茯苓丸 25 → p105 |
| 痛みが感情に左右される，憂うつ気分やイライラ，怒りっぽいなどの場合 | 加味逍遥散 24 → p103 ＋ 四逆散 35 → p119 |
| 刺すような痛み，夜間または冷えで痛みが増強される場合 | 当帰湯 102 → p183 |

### 処方のポイント

- 柴胡桂枝湯は，和解少陽，解表，疏肝解鬱，補気健脾，和胃止嘔の作用があり，帯状疱疹後の肋間神経痛に効果がある．また血行障害で痛みが激しい場合には，柴胡桂枝湯合桂枝茯苓丸を投与する．
- 加味逍遥散は，疏肝清熱，健脾養血の作用があり，胸部の苦悶感，イライラ，憂うつ気分，肩こりなどを伴う肋間神経痛に加味逍遥散合四逆散を用いる．
- 当帰湯は，益気養血，温中散寒の作用があり，寒邪が原因で肋間神経痛を起こし，寒くなると痛みが増悪する場合に用いる．また胸部の苦満感を伴う場合には，四逆散を併用する．

## 皮膚の症状
# 蕁麻疹（じんましん）

### 🧠 概説

　急性または一過性の蕁麻疹は比較的治療がしやすいが，慢性化して発症を繰り返すものは，治療に困難をきたすことがある．

　漢方医学では，身体的または精神状態や気候との関係性などを十分に考慮して適応する漢方製剤を選んで投与することで，症状の改善や回復が可能となる．

### 📋 症状による漢方製剤の使い方

| 症状 | 処方 |
|---|---|
| 寒冷，あるいは冷たい飲食物を摂取すると発症する場合 | 麻黄湯 27 → p109<br>＋<br>桂枝湯 45 → p129 |
| 寒くなると蕁麻疹が出やすくなる場合 | 葛根湯 1 → p74 |
| 入浴後，発熱，気温が高い，体が温まるなど，温かい刺激で発症する場合 | 消風散 22 → p100 |
| かぜの初期に発症し，顔面に出やすい場合 | 十味敗毒湯 6 → p79 |
| 疲労しやすく，疲れると蕁麻疹が出やすい場合 | 補中益気湯 41 → p126 |
| 皮膚がカサカサして落屑があり，乾燥すると蕁麻疹が出やすい場合 | 当帰飲子 86 → p170 |

### 処方のポイント

- 麻黄湯（辛温解表，発散風寒，宣肺平喘）合桂枝湯（解肌発表，調和営衛）は，麻黄桂枝各半湯と称し，寒邪が原因で寒冷性蕁麻疹を起こした場合に投与すると効果的である．
- 消風散は，疏風養血，清熱利湿の作用があり，風熱邪が原因の蕁麻疹に投与する．
- 十味敗毒湯は，発汗解表，消瘡止痛の作用があり，かぜの初期に発症した蕁麻疹に用いる．
- 補中益気湯は，補中益気，昇陽挙陥の作用があり，虚弱体質の人で疲れると蕁麻疹が発症する場合に投与する．
- 当帰飲子は，養血去風の作用があり，貧血や貧血気味で顔色が悪い，皮膚の乾燥感，カサカサ，落屑などがみられる蕁麻疹に用いる．
- 葛根湯は，辛温解表，発汗，舒筋の作用があり，風寒の原因で寒冷性蕁麻疹が現れる場合に用いる．

皮膚の症状

# 皮膚瘙痒

## 概説

皮膚瘙痒症は，湿疹やアトピー性皮膚炎などの皮膚疾患にみられる症状である．しかし，なかには皮膚の炎症や特定の皮膚疾患はみられないが，皮膚の瘙痒症状が激しく治りにくいものがある．

漢方医学では，皮膚瘙痒症は，血虚，血熱，湿熱などが原因で発症すると考えられている．臨床では，患者の体質や臨床症状に応じた漢方製剤を投与することでかゆみの軽減や回復が可能である．

## 症状による漢方製剤の使い方

| 症状 | 処方 |
|---|---|
| 高齢者にみられ，皮膚に潤いがなく乾燥しており，カサカサし，掻くと落屑が落ちる場合 | 当帰飲子 86 → p170 |
| 皮膚は褐色調で，温まるとかゆみが増強する場合 | 温清飲 57 → p141 |
| 皮膚に赤みや熱感が著しく，ときに湿疹や炎症を伴う場合 | 黄連解毒湯 15 → p93 |
| 皮膚に丘疹，発赤，びらん，苔癬化があり，かゆみが著しい場合 | 消風散 22 → p100 |
| 皮膚に熱感，かゆみがあり，手足のほてりやのぼせを伴う場合 | 六味丸 87 → p171 |

## 処方のポイント

- 当帰飲子は，養血去風の作用があり，顔色が悪い，皮膚の乾燥感，カサカサ感，落屑などがみられる皮膚瘙痒症に用いる．
- 温清飲は，養血活血，清熱瀉火の作用があり，貧血や貧血気味で皮膚の熱感，湿疹，かゆみがある場合に投与する．
- 黄連解毒湯は，清熱瀉火，解毒，清熱化湿，止血の作用があり，皮膚の紅潮，熱感，湿疹などがある皮膚瘙痒症に用いる．
- 消風散は，疏風養血，清熱利湿の作用があり，皮膚の丘疹，発赤，かゆみ，びらんなどを伴う場合に用いる．
- 六味丸は，滋陰補腎の作用があり，手足のほてり，のぼせ，かゆみ，寝汗などを伴う場合に用いる．

## 皮膚の症状

# ニキビ

### 概説

思春期に多くみられるニキビは，ホルモンバランスの乱れ，多量の飲酒，刺激物の取りすぎ，精神的なストレス，過度の疲労などが誘因となって発症する．

漢方医学では，発症の原因，体質や症状に応じた漢方製剤を投与することで症状の回復を早めると同時に再発予防が可能となる．

### 症状による漢方製剤の使い方

| 症状 | 処方 |
|---|---|
| ニキビの初期で，炎症が軽度の場合 | 十味敗毒湯 6 → p79 |
| 体力がある青年に多発し，顔色が赤い，ニキビが化膿してかゆい場合 | 清上防風湯 58 → p142 |
| 顔面の赤みや熱感，慢性化したニキビ．四肢の冷えがある場合 | 温清飲 57 → p141 |
| 顔に硬いニキビが多く，赤く熱感があり，繰り返し発症して治りにくい場合 | 黄連解毒湯 15 → p93 ＋ 温清飲 57 → p141 |
| 慢性化したニキビ．慢性炎症や蓄膿症などを伴う場合 | 荊芥連翹湯 50 → p134 |

### 処方のポイント

- 十味敗毒湯は，発汗解表，消瘡止痛の作用があり，ニキビの初期で軽度の炎症がみられる場合に用いる．
- 清上防風湯は，発散風邪，清熱解毒の作用があり，体力がある青少年に多発し，顔色は，赤く，ニキビが化膿してかゆみなどの症状がみられる場合に投与する．
- 温清飲は，養血活血，清熱瀉火の作用があり，貧血や貧血気味で顔面にニキビ，湿疹，かゆみ，熱感がある場合に投与する．
- 黄連解毒湯は，清熱瀉火，解毒，清熱化湿，止血の作用があり，顔面の紅潮，熱感，かゆみを伴うニキビに用いる．慢性化して繰り返す場合には，温清飲を併用する．
- 荊芥連翹湯は，養血涼血，清熱解毒の作用があり，ニキビが慢性化していて，蓄膿症などの慢性炎症を伴う場合に用いる．

**皮膚の症状**

# アトピー性皮膚炎

## 概説

アトピー性皮膚炎は治りにくい皮膚病の1つであり，原因はさまざまであるが，主に食生活，ストレス，環境の汚染，ハウスダスト，ダニなどがあげられる．

漢方医学では，発病の原因，体質，症状の違いによっていくつかのタイプに分けて考える．漢方薬による治療では，体質改善，免疫能の調節，臨床症状の改善，再発の予防などを目的として用い，良好な治療効果が認められている．

## 症状による漢方製剤の使い方

| 症状 | 処方 |
|---|---|
| 皮膚の炎症性湿疹，かゆみ，痂皮の形成を認める場合 | 柴胡清肝湯 80 → p164 |
| 皮膚が赤く熱感があり，炎症性の分泌物があってかゆみが強い場合 | 小柴胡湯 9 → p84 ＋ 温清飲 57 → p141 |
| 皮膚の炎症が強く分泌物が多い，かゆみや熱感が強い場合 | 黄連解毒湯 15 → p93 |
| 皮膚がカサカサした状態で落屑がある場合 | 当帰飲子 86 → p170 |
| 皮膚にかゆみはあるが，赤みはなく紫色を呈している場合 | 桂枝茯苓丸加薏苡仁 125 → p202 |
| 炎症はないが皮膚に熱感があり，かゆみ，ほてり，のぼせ，寝汗などを伴う場合 | 六味丸 87 → p171 |

## 処方のポイント

- 柴胡清肝湯は，瀉火解毒，疏肝活血の作用があり，皮膚の炎症性湿疹，かゆみ，痂皮の形成を認める子どものアトピー性皮膚炎に投与する．大人のアトピー性皮膚炎で，皮膚の熱感・炎症・かゆみなどがみられる場合には，小柴胡湯合温清飲を用いる．
- 黄連解毒湯は，清熱瀉火，解毒，清熱化湿，止血の作用があり，皮膚の炎症が強く分泌物が多く，かゆみや熱感が強い場合に用いる．
- 当帰飲子は，養血去風の作用があり，皮膚の乾燥感，カサカサ，かゆみ，落屑などがみられる場合に用いる．
- 桂枝茯苓丸加薏苡仁は，活血化瘀，利水の作用があり，皮膚の色が紫色で，皮膚の角化が厚く，かゆみや落屑がある場合に投与する．また皮膚の熱感やかゆみが強い場合には，黄連解毒湯を併用する．
- 六味丸は，滋陰補腎の作用があり，子どものアトピー性皮膚炎で，湿疹は軽く，皮膚の角化，カサカサ，熱感，かゆみがある場合に処方する．

皮膚の症状

# 脱　毛

## 概説

　一般的に頭髪の脱毛は，老化現象の1つとしてみられるが，そのほかに，精神的なストレスによる円形脱毛症や抗癌剤などの副作用による脱毛などもある．

　漢方医学では，脱毛をきたしているさまざまな原因を考慮して，患者の体質や臨床症状の違いに応じた漢方製剤を選び処方する．

## 症状による漢方製剤の使い方

| 症状 | 処方 |
|---|---|
| 大きなストレスで誘発され，イライラや焦燥感，怒りやすいなどを伴う場合 | 加味逍遙散 24 → p103 |
| 足や腰の脱力感，手足のほてりやのぼせ，口乾，寝汗，午後の潮熱などを伴う場合 | 六味丸 87 → p171 |
| 足や腰の脱力感，疲労倦怠感，夜間頻尿，手足の冷え，寒がりなどを伴う場合 | 八味地黄丸 7 → p80 |
| 顔や唇，爪の血色が悪く，皮膚につやがない場合 | 四物湯 71 → p154 |
| 頭皮の熱感や湿疹，顔の紅潮，皮膚のかゆみや乾燥などを伴う場合 | 温清飲 57 → p141 |

## 処方のポイント

- 加味逍遙散は，疏肝清熱，健脾養血の作用があり，ストレスが原因の円形脱毛症にイライラ，抑うつ気分，気分が沈むなどの症状を伴う場合に用いる．
- 六味丸は，滋陰補腎の作用があり，腰脚の脱力感，手足のほてり，のぼせ，寝汗を伴う脱毛症に投与する．
- 八味地黄丸は，温補腎陽の作用があり，腎陽虚で腰痛，腰と下肢の脱力感，寒がり，冷え，夜間の頻尿などを伴う脱毛症に用いる．
- 四物湯は，補血活血，調経の作用があり，貧血または，貧血気味，顔色が悪い，皮膚につやがないなどを伴う脱毛症に投与する．
- 温清飲は，養血活血，清熱瀉火の作用があり，貧血や貧血気味で頭皮に湿疹，かゆみ，熱感を伴う脱毛症に投与する．

**皮膚の症状**

# 皮下出血

## 概説

皮下出血は，血液疾患，打撲や薬物の副作用などが原因で現れる症状である．なかには出血の原因が認められないものがあり，治療が困難である．

漢方医学では，体質，臨床症状の違い，出血の原因などに応じた漢方製剤を選び使用することで，症状の軽減や出血の予防などの効果がある．

## 症状による漢方製剤の使い方

| 症状 | 漢方製剤 | 番号 | 参照 |
|---|---|---|---|
| 体格が比較的よく皮膚に熱感が強い，皮下に紅い出血斑がある場合 | 黄連解毒湯 | 15 | →p93 |
| 比較的体力があり，のぼせ気味で顔は赤ら顔，便秘がある場合． | 三黄瀉心湯 | 113 | →p194 |
| 貧血，または貧血気味で，皮膚に熱感や瘀斑がある場合 | 温清飲 | 57 | →p141 |
| 体が弱く，疲労倦怠感や食欲不振などがあり，淡い色の出血斑がある場合 | 帰脾湯 | 65 | →p149 |
| 打撲や外傷で紫色や暗紫色の出血斑がある場合 | 桂枝茯苓丸 | 25 | →p105 |

### 処方のポイント

- 黄連解毒湯は，清熱瀉火，解毒，清熱化湿，止血の作用があり，比較的体力がある人で，実熱が原因で皮下出血を引き起こし，体の熱感，顔面の紅潮などを伴う場合に投与する．
- 三黄瀉心湯は，清熱瀉火，解毒，瀉下，清熱化湿，止血の作用があり，顔面の紅潮，興奮しやすい，精神神経症状，便秘などを伴う皮下出血に用いる．
- 温清飲は，養血活血，清熱瀉火の作用があり，血虚の症状（貧血や貧血気味，顔色が悪い，皮膚につやがないなど）に血熱の症状（皮膚の熱感，皮下の出血）が同時にみられる場合に用いる．
- 帰脾湯は，益気健脾，養心補血の作用があり，疲れやすい，食欲不振，疲労倦怠感，軟便などの症状を伴う皮下出血に用いる．特に血小板減少性紫斑病に効果的である．
- 桂枝茯苓丸は，活血化瘀，緩消癥塊の作用があり，打撲などが原因で皮下出血や瘀斑がみられる場合に用いる．

眼の症状

# めまい・ふらつき

## 概説

めまいは，周囲の景観が異常に回転したり，動いたり，また自身がふらつくような異常感覚であり，中枢性，内耳性，血圧，心因性などさまざまな原因で発症する．なかには原因が明らかでなく，めまいを繰り返して長引く場合もある．

漢方医学では，体質，発病の原因，臨床症状などに応じた漢方製剤を処方し治療する．

## 症状による漢方製剤の使い方

| 症状 | 漢方製剤 |
|---|---|
| 回転性のめまい，頭痛，頭重感，悪心，嘔吐などがある場合 | 半夏白朮天麻湯 37 → p121 |
| 血圧が高い，頭痛，めまい，ふらつき，顔面の紅潮などがある場合 | 釣藤散 47 → p132 |
| ふらつき，立ちくらみ，四肢の冷え，自汗，疲れやすい，血圧が低いなどがある場合 | 桂枝加人参湯 82 → p166 |
| 立ちくらみ，ふらつき，むくみ，四肢や腰が冷えるなどがある場合 | 苓桂朮甘湯 39 → p124 |
| 顔色が悪い，口唇や爪の色が白い，四肢の冷え，むくみ，貧血などがある場合 | 当帰芍薬散 23 → p101 |
| 腰や下肢の脱力感，腰痛，夜間頻尿，手足の冷え，ふらつきなどがある場合 | 八味地黄丸 7 → p80 |
| ふらつき，疲れやすい，食欲不振，元気がない，自汗，内臓下垂． | 補中益気湯 41 → p126 |
| 貧血や貧血ぎみで，疲労倦怠感，食欲不振，顔色が悪い，ふらつきなどがある場合 | 十全大補湯 48 → p133 |

> **処方のポイント**
>
> ・半夏白朮天麻湯は，化痰熄風，補気健脾風，利水消食欲の作用があり，痰湿（湿濁が体内に長時間停滞しているために生じる痰）が原因で回転性めまいを引き起こし，悪心，嘔吐などの症状を伴う場合に投与する．
> ・釣藤散は，平肝潜陽，補気健脾，化痰清熱の作用があり，肝陽上亢（高血圧）が原因のめまいやふらつきに用いる．
> ・桂枝加人参湯は，温中散寒，健脾益気，辛温解表の作用があり，陽虚または気虚が原因のめまいや立ちくらみ，ふらつきなどに投与すると血圧を上昇させて症状を改善する．
> ・苓桂朮甘湯は，温化痰飲，健脾利湿の作用があり，ふらつき，むくみ，四肢や腰の冷えなどがみられる場合に投与する．
> ・当帰芍薬散は，養血疏肝，健脾利湿の作用があり，貧血，貧血気味，冷え，むくみなどを伴うふらつき，めまいに用いる．
> ・八味地黄丸は，温補腎陽の作用があり，腎陽虚（腎陽の不足）が原因のめまいやふらつきに腰と下肢の脱力感，夜間頻尿，物忘れ，四肢の冷えなどを伴う場合に用いる．
> ・補中益気湯は，補中益気，昇陽挙陥の作用があり，気虚（気の虚弱）が原因のめまいやふらつきに全身倦怠感，疲れやすい，自汗などを伴う場合に処方する．
> ・十全大補湯は，湿補気血の作用があり，貧血や貧血気味が原因で疲労倦怠感，ふらつきなどがみられる場合に用いる．

眼の症状

# 目の疲れ

## 概説

通常，目の疲れはしばらく休めると回復するが，なかには全身疲労倦怠感を伴い回復しにくい場合もある．

漢方医学では，目の疲れ，かすみ目などの症状は，肝腎のバランスの乱れに関わっていると考えられる．臨床では，その考えに基づいて患者の体質，臨床症状，発病の原因に応じた漢方製剤を選び使用することで効果が得られる．

## 症状による漢方製剤の使い方

| 症状 | 処方 |
|---|---|
| 四肢の冷え，貧血または貧血気味で顔色が悪い，皮膚につやがない場合 | 四物湯 71 → p154 |
| 腰や下肢のだるさ，手足のほてり，のぼせ，寝汗などを伴う場合 | 六味丸 87 → p171 ＋ 四物湯 71 → p154 |
| 腰や下肢のだるさ，腰痛，疲労倦怠感，夜間頻尿，手足の冷えなどを伴う場合 | 八味地黄丸 7 → p80 ＋ 四物湯 71 → p154 |
| 顔色が悪い，疲労倦怠感，疲れやすい，食欲不振，四肢の冷えなどを伴う場合 | 十全大補湯 48 → p133 |
| 十全大補湯の症状に不安，不眠を伴う場合 | 人参養栄湯 108 → p190 |

### 処方のポイント

- 四物湯は，補血活血，調経の作用があり，血虚（営血の不足）が原因の目の疲れやかすみ目に，貧血または貧血気味，顔色が悪い，皮膚につやがないなどを伴う場合に投与する．腰や足の脱力感，ほてり，寝汗などを伴う場合には六味丸を併用する．
- 八味地黄丸は，温補腎陽の作用があり，腎陽虚（腎陽の不足）が原因で目の疲れが現れ，腰痛，腰や足の脱力感，寒がり，冷え症，夜間の頻尿，性機能の低下などを伴う場合に用いる．また貧血や貧血気味の場合には，四物湯を併用する．
- 十全大補湯は，温補気血の作用があり，気血両虚が原因で目の疲れやかすみ目を引き起こし，疲労倦怠感，疲れやすい，食欲不振などを伴う場合に投与する．
- 人参養営湯は，気血双補，安神，去痰，止咳の作用があり，十全大補湯の症状に精神不安，咳，喀痰などを伴う場合に用いる．

**眼の症状**

# 目のかゆみと結膜下出血

## 概説

近年，目のかゆみの原因は，花粉やハウスダストなどによるアレルギー反応が最も多く，症状を繰り返すのが特徴である．また結膜下出血の原因はさまざまであるが，なかには原因が特定できない出血もある．

眼局所の要因や全身性疾患の場合は原因治療が必要だが，その他の場合では，漢方製剤を用いることで回復を早め，また体質を改善するため再発を防止する．

## 症状による漢方製剤の使い方

| 症状 | 漢方製剤 | |
|---|---|---|
| 花粉症，アレルギーによる目のかゆみや充血を主症状とし，目や鼻の周辺にやや熱感がある場合 | 柴胡清肝湯 80 | → p164 |
| 結膜の出血，目の疲れ，かすみ目などがある場合 | 温清飲 57 | → p141 |
| 目の充血，強いかゆみ，顔が赤い，頭痛やのぼせ，イライラ，怒りやすいなどがある場合 | 竜胆瀉肝湯 76 | → p159 |
| 結膜下出血がひどく顔面の紅潮，熱感を伴う場合 | 黄連解毒湯 15 | → p93 |

### 処方のポイント

- 柴胡清肝湯は，瀉火解毒，疏肝活血の作用があり，花粉症，アレルギーが原因で目のかゆみや充血を起こした場合に投与する．
- 温清飲は，養血活血，清熱瀉火の作用があり，結膜下出血に目の疲れ，かすみ目などを伴う場合に用いる．
- 竜胆瀉肝湯は，清肝瀉火，疏肝解鬱，清熱利湿の作用があり，目のかゆみ，または結膜下出血の症状がひどく，イライラ，怒りやすい，顔面の紅潮などがみられる場合に用いる．
- 黄連解毒湯は，清熱瀉火，解毒，清熱化湿，止血の作用があり，結膜下出血がひどく顔面の紅潮，熱感などの症状がみられる場合に用いる．

**耳鼻咽喉の症状**

# 耳鳴り・難聴

## 🧠 概説

　耳鳴り・難聴は，加齢による内耳の衰えや内耳，外耳の種々の疾患，心因性，あるいは高血圧など血管性疾患などが原因で発症することがある．

　漢方医学では，耳鳴りや難聴の原因は，肝，腎のバランスに関わっていると考えられる．肝は，肝気鬱結，肝熱，肝火などの原因があり，腎はおもに腎虚の原因がある．治療では，体質，臨床症状，発病の原因に応じた漢方製剤を処方することが重要である．

## 📋 症状による漢方製剤の使い方

| 症状 | 処方 |
|---|---|
| 突然の激しい怒り，顔面の紅潮，目の充血などを伴う耳鳴り，突発性の難聴などがある場合 | 竜胆瀉肝湯 **76** → p159 |
| 耳鳴り・難聴に怒りやすい，落ち着きがない，動悸などを伴う場合 | 柴胡加竜骨牡蛎湯 **12** → p90 |
| 血圧が高い傾向にあり，イライラしやすく，頭痛，めまいなどがある場合． | 釣藤散 **47** → p132 |
| 耳鳴り・難聴に憂うつ気分，イライラ，肩こり，頭痛などを伴う場合 | 加味逍遥散 **24** → p103 |
| 耳鳴り・難聴にほてり，のぼせ，腰や膝の脱力感などを伴う場合 | 六味丸 **87** → p171 |
| 腰や下肢の脱力感，寒がり，四肢の冷え，夜間の頻尿などを伴う場合 | 八味地黄丸 **7** → p80 |

### 処方のポイント

- 竜胆瀉肝湯は，清肝瀉火，疏肝解鬱，清熱利湿の作用があり，怒りやすい，顔面の紅潮，目の充血などを伴う突発性の耳鳴り・難聴に用いる．
- 柴胡加竜骨牡蛎湯は，疏肝和脾，重鎮安神の作用があり，イライラ，動悸，神経過敏などを伴う耳鳴り・難聴に投与する．
- 釣藤散は，平肝潜陽，補気健脾，化痰清熱の作用があり，高血圧，顔面の紅潮，頭痛，めまい，頭重感などを伴う場合に投与する．
- 加味逍遥散は，疏肝清熱，健脾養血の作用があり，憂うつ気分，肩こり，イライラなどを伴う耳鳴り・難聴に用いる．
- 六味丸は，滋陰補腎の作用があり，腎陰虚（腎精の不足）が原因で耳鳴り・難聴を引き起こし，腰と下肢の脱力感，ほてり，寝汗などを伴う場合に用いる．
- 八味地黄丸は，温補腎陽の作用があり，腎陽虚（腎陽の不足）が原因で耳鳴り・難聴を引き起こし，腰や下肢の脱力感，寒がり，四肢の冷え，夜間の頻尿などを伴う場合に投与する．

## 耳鼻咽喉の症状

# 鼻　汁

### 概説

鼻汁は，感冒，インフルエンザの初期，花粉症，アレルギー性鼻炎，副鼻腔炎などによくみられる症状である．

漢方医学では，鼻汁の色や粘調度および体の状態により証を判断して処方を使い分ける．

### 症状による漢方製剤の使い方

| 症状 | 処方 | 番号 | ページ |
|---|---|---|---|
| 悪寒，鼻汁，くしゃみ，頭痛などがみられる場合 | 葛根湯 | 1 | → p74 |
| くしゃみ，水様性の鼻汁が多くみられ，寒くなると増悪する場合 | 小青竜湯 | 19 | → p98 |
| 発熱，粘稠性のある黄色の鼻汁や鼻閉を伴う場合 | 辛夷清肺湯 | 104 | → p185 |
| 鼻閉，くしゃみ，少量の水様性鼻汁を伴う場合 | 葛根湯加川芎辛夷 | 2 | → p76 |
| 粘稠な鼻汁が多く，後鼻漏を伴う場合 | 荊芥連翹湯 | 50 | → p134 |

### 処方のポイント

- 葛根湯は，辛温解表，発汗，舒筋の作用があり，感冒の初期，悪寒，透明な鼻汁，くしゃみ，頭痛がみられる場合に使用する．
- 小青竜湯は，解表散寒，温肺化飲の作用があり，寒邪が原因でくしゃみや多量の水様性鼻水がみられる場合に投与すると効果的である．
- 辛夷清肺湯は，清肺瀉熱，散結の作用があり，黄色の粘稠性鼻汁，鼻閉，鼻部の熱感などがみられる場合に用いる．
- 葛根湯加川芎辛夷は，宣肺散寒，開竅の作用があり，寒邪が原因でくしゃみ，鼻閉を引き起こした場合に投与する．またアレルギー性鼻炎，花粉症による鼻閉にも用いる．
- 荊芥連翹湯は，養血涼血，清熱解毒の作用があり，副鼻腔炎が慢性化して粘稠な鼻汁が多く鼻閉や後鼻漏がみられる場合に投与する．

耳鼻咽喉の症状

# 鼻　閉

## 概説

　鼻閉は，鼻かぜ，アレルギー性鼻炎，花粉症，慢性鼻炎，副鼻腔炎などによくみられる症状である．

　漢方医学では，熱邪や寒邪などによる鼻閉があると考えられ，臨床では，原因，体質，鼻閉に伴う症状に応じた漢方製剤を投与すると効果的である．

## 症状による漢方製剤の使い方

| 症状 | 処方 |
|---|---|
| 悪寒，発熱，頭痛，無汗，咳などを伴う感冒の初期の鼻閉の場合 | 葛根湯　1　→ p74 |
| 寒くなると鼻閉が悪化する，あるいは少量の水様性鼻汁を伴う鼻閉の場合 | 葛根湯加川芎辛夷　2　→ p76 |
| 鼻部の熱感，黄色の粘稠な鼻汁を伴う鼻閉の場合 | 辛夷清肺湯　104　→ p185 |
| 副鼻腔炎で粘稠の鼻汁，後鼻漏を認め，慢性化した鼻閉の場合 | 荊芥連翹湯　50　→ p134 |

### 処方のポイント

・葛根湯は，辛温解表，発汗，舒筋の作用があり，風寒の邪気が原因で鼻閉や鼻水を生じ，悪寒，発熱，頭痛，咳などの症状を伴う場合に早期に投与すると効果的である．
・葛根湯加川芎辛夷は，宣肺散寒，開竅の作用があり，寒邪が原因で鼻閉や透明の鼻水を生じた場合に用いる．
・辛夷清肺湯は，清肺瀉熱，散結の作用があり，熱邪が原因で黄色の粘稠性鼻汁，鼻閉，鼻部の熱感などがみられる場合に用いる．
・荊芥連翹湯は，養血涼血，清熱解毒の作用があり，副鼻腔炎が慢性化し鼻閉，粘稠の鼻水や後鼻漏がみられる場合に投与する．

耳鼻咽喉の症状

# 咽頭痛

## 概説

咽頭痛をきたす疾患としては，ウイルスや細菌による感染によるものが多く，そのほか腫瘍，膠原病，甲状腺炎，関連痛などでも現れる症状である．

漢方医学では，臨床症状，体質，発病の原因に応じた漢方製剤を投与することで，咽頭痛の軽減，体質の改善，再発の予防などの効果が上げられる．

## 症状による漢方製剤の使い方

| 症状 | 漢方製剤 |
|---|---|
| 突然の咽頭の痛みや炎症を認める場合 | 桔梗湯 138 → p211 |
| 寒気，発熱，咽頭痛がある場合 | 小柴胡湯加桔梗石膏 109 → p191 |
| 副鼻腔炎が慢性化し，咽頭の痛みや炎症を繰り返す場合 | 荊芥連翹湯 50 → p134 |
| 神経症の傾向があり，咽喉の閉塞感と痛みがある場合 | 半夏厚朴湯 16 → p95 |
| 放射線治療の副作用で，咽喉の炎症や腫れ，熱感，痛みなどが現れる場合 | 黄連解毒湯 15 → p93 |

### 処方のポイント

- 桔梗湯は，清熱解毒，排膿の作用があり，かぜや扁桃腺炎の早期，あるいはしゃべり続けるなど咽を酷使することによる咽頭部の痛みや違和感がある場合に用いると効果がある．
- 小柴胡湯加桔梗石膏は，清熱利咽の作用があり，かぜで発熱があり，寒熱往来（寒くなったり熱くなったりする），胸苦しいなどを伴う咽頭痛に用いる．
- 荊芥連翹湯は，養血涼血，清熱解毒の作用があり，慢性副鼻腔炎が原因で，咽喉の炎症や痛みを引き起こし，鼻汁，鼻閉，後鼻漏などを伴う場合に投与する．
- 半夏厚朴湯は，行気開鬱，降逆化痰の作用があり，ストレスが原因で咽喉の閉塞感，痞え感，咽喉の痛みなどを引き起こした場合に用いる．
- 黄連解毒湯は清熱瀉火，解毒，清熱化湿，止血の作用があり，放射線治療の副作用で咽喉の炎症が著しく，腫れ，熱感，痛みが現れる場合に用いる．

耳鼻咽喉の症状

# 咽喉閉塞感

## 概説

のどの詰まりや閉塞感は，食道・咽頭・喉頭部の腫瘍や炎症などの器質的な疾患が原因で発症するものや，検査上では異常所見が認められない精神的なストレスが原因で発症するものもある．

漢方医学では，精神的なストレスが原因のものを「梅核気」という．字のごとく，梅の種のようなものが咽喉部に詰まったような感じがする気滞の症状である．漢方製剤を用いた治療法は，「梅核気」に対して特に有効である．

## 症状による漢方製剤の使い方

| 症状 | 処方 | 番号 | 参照 |
|---|---|---|---|
| 器質的な異常はなく，食道・咽頭・喉頭部に物が詰まった感じ（梅核気）がある場合 | 半夏厚朴湯 | 16 | → p95 |
| 器質的な異常はないが，咽喉部の閉塞感と胸部の苦満感，精神不安，抑うつ気分がある場合 | 柴朴湯 | 96 | → p179 |
| 咽頭部の閉塞感にイライラ，憂うつ気分，ため息，肩こりなどを伴う場合 | 加味逍遥散 | 24 | → p103 |

## 処方のポイント

- 半夏厚朴湯は，行気開鬱，降逆化痰の作用があり，気滞（精神的なストレスで気の流れが悪く局所に停滞すること）が原因で咽喉部の閉塞感（梅核気）を引き起こし，つかえ感，痰が詰まって出しにくい，声がかすれるなどの症状を伴う場合に用いる．
- 柴朴湯は，疏肝解鬱，補気健脾，理気降逆，去痰止咳，和解少陽の作用があり，気滞が原因で咽喉部から胸にかけての閉塞感があり，過換気，不安，憂うつ気分などがみられる場合に用いる．
- 加味逍遥散は，疏肝清熱，健脾養血の作用があり，肝気鬱結（肝の疏泄機能の失調）が原因で咽喉部に閉塞感があり，イライラ，憂うつ気分，ため息，肩こりなどを伴う場合に用いる．咽喉部の閉塞感が著しい場合には，半夏厚朴湯を併用する．使い方は加味逍遥散を朝夕に，半夏厚朴湯を昼と寝る前に投与する．

**自律神経の症状**

# 頭痛

## 概説

頭痛には器質的要因のものと機能的要因のものがある．

漢方医学では，頭痛は，風寒の頭痛，風熱の頭痛，肝陽上亢の頭痛，痰湿の頭痛，気虚の頭痛，陽虚の頭痛，陰虚の頭痛，気血両虚の頭痛などに分けて考え，各証に応じた処方を用いることが重要であるとされる．臨床では，患者の体質や頭痛に伴う症状や発症の原因に応じた漢方製剤を投与することで症状の軽減，体質の改善，発作回数の軽減などの効果が得られる．

## 症状による漢方製剤の使い方

| 症状 | 処方 |
|---|---|
| 外傷やむち打ち症の既往があり，頸部の痛みやこわばり，肩こりを伴う頭痛の場合 | 葛根湯 1 → p74 ＋ 桂枝茯苓丸加薏苡仁 125 → p202 |
| 寒冷や冷たい風にあたると頭痛が誘発される場合 | 川芎茶調散 124 → p201 |
| 四肢の冷感，胃腸の虚弱，悪心，嘔吐，頭痛を繰り返す場合 | 呉茱萸湯 31 → p114 |
| 高血圧で顔面の紅潮，ふらつき，頭重感を伴う頭痛の場合 | 釣藤散 47 → p132 |
| 低血圧で疲れやすい，立ちくらみ，ふらつき，手足の冷えを伴う頭痛の場合 | 桂枝人参湯 82 → p166 |
| 頭重感，頭冒感，めまい，悪心，嘔吐などを伴う頭痛の場合 | 半夏白朮天麻湯 37 → p121 |
| ほてり，のぼせ，寝汗，腰や下肢の脱力感を伴う軽い頭痛の場合 | 六味丸 87 → p171 |
| 顔色が悪い，口唇や爪が白い，疲れやすい，疲労倦怠感などを伴う頭痛の場合 | 十全大補湯 48 → p133 |

> **処方のポイント**
>
> - 葛根湯は，辛温解表，発汗，舒筋の作用があり，桂枝茯苓丸加薏苡仁は，活血化瘀，利水の作用がある．頭部外傷，むち打ち症，頸椎の病変などが原因で後頭部・頸部・肩・背部の痛みがみられる場合に葛根湯合桂枝茯苓丸加薏苡仁を投与すると効果がある．
> - 川芎茶調散は，疏風止痛の作用があり，風寒邪が原因の頭痛に適する．
> - 呉茱萸湯は，散寒止嘔，温胃止痛，健脾益気の作用があり，寒邪が原因で頭痛を繰り返し，体質の虚弱，四肢の冷え，悪心，嘔吐を伴う場合に用いる．
> - 釣藤散は，平肝潜陽，補気健脾，化痰清熱の作用があり，肝陽上亢（高血圧）が原因で頭痛を引き起こし，顔面紅潮，ふらつき，頭重感などの症状を伴う場合に投与する．
> - 桂枝加人参湯は，温中散寒，健脾益気，辛温解表の作用があり，虚寒が原因で頭痛を引き起こし，低血圧，立ちくらみ，冷え症，ふらつきなどの症状を伴う場合に使用する．
> - 半夏白朮天麻湯は，化痰熄風，補気健脾風，利水消食欲の作用があり，痰湿（湿濁が体内に長時間停滞しているために生じる痰）が原因で頭痛を生じ，頭重感，めまい，悪心，嘔吐などの症状を伴う場合に投与する．
> - 六味丸は，滋陰補腎の作用があり，腎陰虚（腎精の不足）が原因の頭痛に，腰と下肢の脱力感，ほてり，寝汗などを伴う場合に用いる．
> - 十全大補湯は，温補気血の作用があり，貧血や貧血気味，四肢の冷え，疲労倦怠感，顔色が悪い，食欲不振などを伴う頭痛に用いる．

## 自律神経の症状

# のぼせ

### 概説

のぼせは，高血圧，自律神経失調症，神経症，更年期障害などによくみられる症状である．

漢方医学の考え方では，のぼせは熱が原因で現れることが多く，その熱は実熱と虚熱に分けられる．治療では，体質，症状の違いや発症の原因に応じた漢方製剤を投与することで症状の軽減，体質の改善などの効果が得られる．

### 症状による漢方製剤の使い方

| 症状 | 漢方製剤 | 番号 | ページ |
|---|---|---|---|
| のぼせ，手足がほてる，のどの乾燥感，寝汗，腰や下肢の脱力感の場合 | 六味丸 | 87 | →p171 |
| 高血圧，顔面の紅潮，頭痛，めまいなどを伴う場合 | 釣藤散 | 47 | →p132 |
| ストレスが多い，ため息，イライラ，憂鬱気分，ホットフラッシュ，発汗などを伴う場合 | 加味逍遥散 | 24 | →p103 |
| 体力がある人で顔面の紅潮，熱感，高血圧，鼻血や結膜大出血などを伴う場合 | 黄連解毒湯 | 15 | →p93 |
| 比較的体力がある人で，怒りやすい，イライラ，精神不安，不眠，顔面の紅潮，便秘を伴う場合 | 三黄瀉心湯 | 113 | →p194 |

### 処方のポイント

- 六味丸は，滋陰補腎の作用があり，腎陰虚（腎精の不足）が原因でのぼせの症状を引き起こし，腰と下肢の脱力感，ほてり，寝汗などを伴う場合に投与する．
- 釣藤散は，平肝潜陽，補気健脾，化痰清熱の作用があり，肝陽上亢（高血圧）が原因ののぼせを生じ，顔面の紅潮，頭痛，めまいなどの症状を伴う場合に投与する．
- 加味逍遥散は，疏肝清熱，健脾養血の作用があり，肝気鬱結（肝の疏泄機能が悪い）が原因ののぼせを生じ，イライラ，ため息，憂うつ気分，ホットフラッシュ，発汗などの症状を伴う場合に投与する．
- 黄連解毒湯は，清熱瀉火，解毒，清熱化湿，止血の作用があり，高血圧の人でのぼせ，顔面の紅潮，鼻血，結膜大出血などがみられる場合に用いる．
- 三黄瀉心湯は，清熱瀉火，解毒，瀉下，清熱化湿，止血の作用があり，実熱が原因ののぼせを生じ，顔面の紅潮，興奮しやすい，精神神経症，便秘などを伴う場合に用いる．

自律神経の症状

# イライラ感

## 🧠 概説

　イライラ感は，更年期障害，自律神経失調症，抑うつ，神経症，高血圧などに伴いよくみられる症状である．

　漢方医学では，肝気鬱結，肝熱，肝火，肝陽上亢，陰虚火旺などが原因でイライラ感を起こすと考えられている．治療では，体質，症状の違いや発症の原因に応じた漢方製剤を投与することで症状の軽減，体質の改善，再発の予防などの効果がある．

## 📋 症状による漢方製剤の使い方

| | |
|---|---|
| ストレスが多い，ため息，気分がすっきりしない，ホットフラッシュなどを伴う場合 | 加味逍遥散 24 → p103 |
| ソワソワして落ち着きがない，不眠，手足や舌のふるえなどを伴う場合 | 抑肝散 54 → p138 |
| 動悸，怒りやすい，不眠，驚きやすい，音に敏感，耳鳴りなどを伴う場合 | 柴胡加竜骨牡蛎湯 12 → p90 |
| 血圧が高い，頭痛，肩こり，めまい，顔面の紅潮などを伴う場合 | 釣藤散 47 → p132 |
| 顔面紅潮，血圧が高い，不眠，鼻血が出やすい，目の充血などを伴う場合 | 黄連解毒湯 15 → p93 |

### 処方のポイント

- 加味逍遥散は，疏肝清熱，健脾養血の作用があり，肝気鬱結（肝の疏泄機能が悪い）が原因のイライラに，気にしやすい，肩こり，憂うつ気分，潮熱，発汗などを伴う場合に用いる．
- 抑肝散は，平肝解痙，補気血の作用があり，肝熱（肝に熱邪がある）が原因のイライラに，落ち着きがない，手足のふるえ，顔面の痙攣などを伴う場合に投与する．
- 柴胡加竜骨牡蛎湯は，疏肝和脾，重鎮安神の作用があり，肝火（肝の機能亢盛によって現れる熱象）が原因のイライラに，怒りやすい，動悸，耳鳴り，難聴などを伴う場合に用いる．
- 釣藤散は，平肝潜陽，補気健脾，化痰清熱の作用があり，肝陽上亢（高血圧）が原因のイライラの症状に，顔面紅潮，ふらつき，頭重感などの症状を伴う場合に投与する．
- 黄連解毒湯は，清熱瀉火，解毒，清熱化湿，止血の作用があり，実熱が原因のイライラに，顔面紅潮，鼻出血，ニキビ，湿疹，皮膚瘙痒症などを伴う場合に用いる．

**自律神経の症状**

# 顔面紅潮

## 概説

　急に顔が熱くなって紅潮し，しばらくすると治まる．これを繰り返す症状は，更年期障害，自律神経失調症，血圧の著しい上昇時にみられる．

　漢方医学では，熱（肝火，肝熱，胃火，熱邪など）が原因で顔面紅潮の症状を引き起こすと考える．治療では，発症の時期，体調，病気の原因に応じた漢方製剤を投与することで，症状の軽減，体質の改善などの効果が得られる．

## 症状による漢方製剤の使い方

| 症状 | 漢方製剤 | 番号 | 頁 |
|---|---|---|---|
| 高血圧，頭痛，頭重感，めまいなど伴う場合 | 釣藤散 | 47 | → p132 |
| 怒りやすい，イライラ，目の充血，急性の耳鳴りや難聴など伴う場合 | 竜胆瀉肝湯 | 76 | → p159 |
| 落ち着きがない，腹部膨満感，胸苦しい，便秘を伴う場合 | 大柴胡湯 | 8 | → p82 |
| 怒りやすく，鼻出血，結膜下出血，ニキビ，皮膚瘙痒症などを伴う場合 | 黄連解毒湯 | 15 | → p93 |
| 黄連解毒湯の症状に便秘を伴う場合 | 三黄瀉心湯 | 113 | → p194 |
| 胃部の不快感や胸やけ，便秘，口臭などを伴う場合 | 調胃承気湯 | 74 | → p157 |

### 処方のポイント

- 釣藤散は，平肝潜陽，補気健脾，化痰清熱の作用があり，肝陽上亢（高血圧）が原因で顔面紅潮の症状が現れ，ふらつき，頭重感，頭痛などの症状を伴う場合に投与する．
- 竜胆瀉肝湯は，清肝瀉火，疏肝解鬱，清熱利湿の作用があり，怒りやすい，イライラ，目の充血，突発性難聴などを伴う顔面紅潮に投与する．
- 大柴胡湯は，和解少陽，通瀉熱結，疏肝解鬱，理気止嘔の作用があり，落ち着きがない，腹部膨満感，胸苦しい，便秘などを伴う顔面紅潮に投与する．
- 黄連解毒湯は，清熱瀉火，解毒，清熱化湿，止血の作用があり，鼻出血，結膜下出血，ニキビ，湿疹，皮膚瘙痒症などを伴う顔面紅潮に用いる．
- 三黄瀉心湯は，清熱瀉火，解毒，瀉下，清熱化湿，止血の作用があり，体力がある人で出血，精神神経症，便秘などを伴う顔面紅潮に用いる．
- 調胃承気湯は，和中調胃，緩下熱結の作用があり，胃部の不快感，口臭，便秘を伴う顔面紅潮に用いる．

**自律神経の症状**

# 発汗の異常

## 🗣 概説

通常の発汗は，運動時や気温上昇に伴う体温調節や感冒などの熱を伴う疾患の解熱時，緊張などによるものが多い．しかしそれ以外の突然の発汗や局部の異常発汗は，治療が困難である．

漢方医学では，異常な発汗は，自汗（少し動くと汗が出る，あるいは動かなくても汗がにじんでくる），寝汗（寝ているときに汗が出て目が覚めると止まる），局所の異常発汗に分ける．治療では，発汗の時期，体質，発症の原因に応じた漢方製剤を投与することで症状の軽減，体質の改善などの効果が得られる．

## 📋 症状による漢方製剤の使い方

| 症状 | 漢方製剤 |
|---|---|
| 水太りで色白の傾向があり，疲れやすく，体が重だるいなどの場合 | 防已黄耆湯 20 → p99 |
| 自汗に疲労倦怠感，体がだるい，食欲不振，息切れなどを伴う場合 | 補中益気湯 41 → p126 |
| 寝汗に腰や下肢の脱力感，手足のほてり，のぼせを伴う場合 | 六味丸 87 → p171 |
| 汗が出やすい，かぜを引きやすい，悪風（風にあたるのを嫌う）などの場合 | 桂枝湯 45 → p129 |
| ホットフラッシュ，体の熱感，上半身や顔面に発汗がある場合 | 加味逍遥散 24 → p103 |
| 高血圧の傾向があり，緊張すると汗がでる．イライラ，怒りやすいなどの場合 | 柴胡加竜骨牡蛎湯 12 → p90 |
| 性行為後に汗が多く出て止まりにくい場合 | 桂枝加竜骨牡蛎湯 26 → p107 |

> **処方のポイント**
>
> - 防已黄耆湯は，補気健脾，利水消腫，去風止痛の作用があり，水太り，むくみ，疲れやすい，関節痛，汗がよく出る，などの症状がみられる場合に投与する．
> - 補中益気湯は，補中益気，昇陽挙陥，甘温除熱の作用があり，自汗，疲労倦怠感，疲れやすい，かぜを引きやすいなどの症状がある場合に用いる．
> - 六味丸は，滋陰補腎の作用があり，寝汗，手足のほてり，のぼせ，腰や下肢の脱力感などがみられる場合に投与する．
> - 桂枝湯は，辛温解肌，調和営衛の作用があり，風寒の感冒に発熱，悪風，汗が出やすいなどの症状がみられる場合に投与する．
> - 加味逍遥散は，疏肝清熱，健脾養血の作用があり，イライラ，気にしやすい，肩こり，憂うつ気分，ホットフラッシ，発汗などがみられる場合に用いる．
> - 柴胡加竜骨牡蛎湯は，疏肝和脾，重鎮安神の作用があり，イライラ，怒りやすい，緊張すると汗が出るなどの症状に用いる．
> - 桂枝加竜骨牡蛎湯は，調補陰陽，収斂固渋の作用があり，疲労倦怠感，四肢の冷え，性行為後に汗が多く出て止まりにくい場合に投与する．

自律神経の症状

# 動　悸

## 🧑 概説

動悸は，不整脈，心疾患，心臓神経症，うつ病，自律神経失調症などにみられる．
　原因治療を施しても症状の改善が思わしくない場合には，体質や原因，症状の違いに応じた漢方製剤を併用すると効果がある．

## 📋 症状による漢方製剤の使い方

| 症状 | 漢方製剤 |
|---|---|
| 息切れ，疲れやすい，手足のほてり，のぼせ，口渇を伴う場合 | 炙甘草湯 64 → p148 |
| イライラ，怒りやすい，胸騒ぎ，顔面の紅潮，などが伴う場合 | 柴胡加竜骨牡蛎湯 12 → p90 |
| 疲労倦怠感，元気がない，四肢の冷え，精神不安，などが伴う場合 | 桂枝加竜骨牡蛎湯 26 → p107 |
| ストレスが多い，ため息，憂うつ気分，イライラ，肩こりなどを伴う場合 | 加味逍遥散 24 → p103 |
| 不眠，睡眠が浅くてよく目が覚める場合 | 酸棗仁湯 103 → p184 |
| 精神不安，イライラ，食欲不振，健忘，不眠などを伴う場合 | 加味帰脾湯 137 → p210 |

### 処方のポイント

- 炙甘草湯は，益気通陽，滋気補血の作用があり，動悸に息切れ，疲れやすい，手足のほてり，のぼせ，口渇などを伴う場合に投与する．
- 柴胡加竜骨牡蛎湯は，疏肝和脾，重鎮安神の作用があり，動悸に興奮しやすい，イライラ，怒りやすい，顔面の紅潮などを伴う場合に用いる．
- 桂枝加竜骨牡蛎湯は，調補陰陽，収斂固渋の作用があり，動悸に疲労倦怠感，元気がない，四肢の冷え，精神不安，神経過敏などを伴う場合に投与する．
- 加味逍遥散は，疏肝清熱，健脾養血の作用があり，動悸にストレスでため息，憂うつ気分，イライラ，肩こりなどを伴う場合に投与する．
- 酸棗仁湯は，養血安神，清熱除煩の作用があり，動悸に不眠，熟睡ができない，睡眠が浅いなどの症状を伴う場合に投与する．
- 加味帰脾湯は，益気健脾，養心補血，疏肝清熱の作用があり，神経過敏，精神不安，食欲不振，不眠などがみられる場合に用いる．

**自律神経の症状**

# 冷　え

## 👤 概説

冷え症は，臨床によくみられる症状の1つである．
　漢方医学では，冷える部位と伴う症状の違いによって処方を使い分け，さまざまなタイプの冷え症に対応することができる．また冷え症は，食事，運動，衣類などの生活習慣を見直すことでかなり改善されるため，合わせて考慮する．

## 📋 症状による漢方製剤の使い方

| 症状 | 処方 |
|---|---|
| 手足の冷え，しもやけができやすい場合 | 当帰四逆加呉茱萸生姜湯 **38** → p122 |
| 腰や下半身の冷え，夜間頻尿，足と腰に脱力感がある場合 | 八味地黄丸 **7** → p80 |
| 腹部の冷え，温かいものを好み冷たいものを嫌う場合 | 人参湯 **32** → p115 あるいは附子理中湯 **410** → p212 |
| 疲労倦怠感，疲れやすい，顔色が悪い，四肢が冷える，などの場合 | 十全大補湯 **48** → p133 |
| 腹部の冷え，朝の軟便や下痢がある場合 | 真武湯 **30** → p113 |
| 四肢の冷え，生理不順，貧血や貧血気味，むくみ，などがある場合 | 当帰芍薬散 **23** → p101 |
| イライラ，怒りやすい，ため息，肩こりを伴う場合 | 加味逍遥散 **24** → p103 |
| 四肢の冷え，しびれ，皮膚の紫斑，舌質の紫斑，などがある場合 | 桂枝茯苓丸 **25** → p105 |
| 貧血や貧血気味，月経量が少なく，皮膚につやがない場合 | 四物湯 **71** → p154 |

> **処方のポイント**
>
> - 当帰四逆加呉茱萸生姜湯は，温経散寒，養血通脈の作用があり，四肢の冷え，しもやけ，凍傷などの症状を伴う冷え症に投与する．
> - 八味地黄丸は，温補腎陽の作用があり，陽虚（陽気の不足）が原因の冷えで，腰と下肢の脱力感，夜間頻尿，寒がりなどを伴う場合に投与する．
> - 人参湯は，温中散寒，補益脾胃の作用があり，脾胃虚寒が原因で腹部に冷えを生じ，腹部の冷痛，食欲不振，温かいものを好み，冷たいものを嫌うなどの症状を伴う場合に用いる．また，腹部の冷えが著しい場合には附子理中湯を投与する．
> - 十全大補湯は，温補気血の作用があり，四肢の冷え，寒がり，疲労倦怠感，顔色が悪い，食欲不振，元気がないなどの症状を伴う冷え症に用いる．
> - 真武湯は，温陽利水の作用があり，腹部の冷え，朝の軟便や下痢，むくみや浮腫などがみられる場合に用いる．
> - 当帰芍薬散は，補血活血，健脾利水，調経止痛の作用があり，四肢の冷え，貧血や貧血気味，むくみ，生理不順などの症状がみられる場合に用いる．
> - 加味逍遥散は，疏肝清熱，健脾養血の作用があり，イライラ，気分がスッキリしない，ため息，肩こりなどを伴う冷え症に投与する．
> - 桂枝茯苓丸は，活血化瘀，緩消癥塊の作用があり，子宮筋腫，子宮内膜症で，生理痛，生理不順，下腹痛などを伴う冷え症に用いる．
> - 四物湯は，補血活血，調経の作用があり，貧血や貧血気味，月経不順，皮膚につやがないなどの症状を伴う冷え症に投与する．

**精神の症状**

# 抑うつ

## 概説

抑うつの症状は，うつ病，神経症，不安神経症，自律神経失調症，更年期症状や不眠症などによくみられる．西洋医学的治療を施しても効果が思わしくない場合，漢方薬を使用，または併用すると効果が得られることがある．

漢方医学では，発病の誘因，体質の違い，臨床症状に応じた漢方製剤を選んで投与することで，症状の軽減，体質の改善，西洋薬の減量などが期待できる．

## 症状による漢方製剤の使い方

| 症状 | 漢方製剤 |
|---|---|
| 気分がスッキリしない，イライラしやすい，ため息，肩こりを伴う場合 | 加味逍遥散 24 → p103 |
| 加味逍遥散の症状に手足のほてり，のぼせ，寝汗，疲労感などを伴う場合 | 加味逍遥散 24 → p103 ＋ 六味丸 87 → p171 |
| 動悸，怒りやすい，精神不安，イライラ，不眠などを伴う場合 | 柴胡加竜骨牡蛎湯 12 → p90 |
| 咽喉や食道の閉塞感，胃部停滞感・膨満感などを伴う場合 | 半夏厚朴湯 16 → p95 |
| 半夏厚朴湯の症状に胸脇苦満や胸痛などを伴う場合 | 半夏厚朴湯 16 → p95 ＋ 四逆散 35 → p119 |
| 女性に多く，興奮しやすく急に泣き出す，感情の起伏が激しい場合 | 甘麦大棗湯 72 → p155 |
| 精神不安，食欲不振，不眠，動悸などを伴う場合 | 加味帰脾湯 137 → p210 |
| 落ち着きがない，ひきつけ，不眠，手足のふるえ，目の周囲の痙攣などを伴う場合 | 抑肝散 54 → p138 |
| 胸の圧迫感や煩悶感，過換気，咽喉の閉塞感などを伴う場合 | 柴朴湯 96 → p179 |

> **処方のポイント**
>
> - 加味逍遥散は，疏肝清熱，健脾養血の作用があり，イライラ，気分がスッキリしない，ため息，肩こりなどを伴う場合に投与する．さらに手足のほてり，のぼせ，寝汗などを伴う場合には加味逍遥散合六味丸を用いる．
> - 柴胡加竜骨牡蛎湯は，疏肝和脾，重鎮安神の作用があり，興奮しやすい，神経過敏，精神不安い，イライラ，不眠などを伴う場合に用いる．
> - 半夏厚朴湯は，行気解鬱，降逆化痰の作用があり，咽喉や食道の閉塞感（梅核気），腹部膨満感などを伴う抑うつに投与する．さらに胸脇苦満，胸痛，食道逆流症を伴う場合には半夏厚朴湯合四逆散を用いる．
> - 甘麦大棗湯は，養心安神，和中緩急の作用があり，落ち着きがない，煩躁不安を伴う場合に用いる．
> - 加味帰脾湯は，益気健脾，養心補血，疏肝清熱の作用があり，精神不安，食欲不振，不眠，動悸などを伴う場合に投与する．
> - 抑肝散は，平肝解痙，補気血の作用があり，落ち着きがない，イライラ，手足のふるえ，顔面の痙攣などを伴う場合に投与する．
> - 柴朴湯は，疏肝理気，化痰の作用があり，抑うつで胸の圧迫感や煩悶感，咽喉や食道の閉塞感，過換気などの症状がみられる場合に用いる．

**精神の症状**

# 精神不安

## 概説

　精神の不安は，抑うつ症や神経症，自律神経失調症，統合失調症，不眠症，更年期障害などによくみられる症状である．通常は不安感だけではなく，抑うつや不眠，動悸，めまい，咽喉や胸部の閉塞感などの症状を伴っていることが多い．

　漢方薬を用いて治療すると，不安の解消とともにそのほかの症状も改善される．西洋薬と併用すると，西洋薬の減量も期待できる．

## 症状による漢方製剤の使い方

| 症状 | 漢方製剤 | 番号 | ページ |
|---|---|---|---|
| 神経過敏，物忘れ，食欲不振，不眠，動悸などを伴う場合 | 加味帰脾湯 | 137 | →p210 |
| ストレスで気分が落ち込む，イライラ，ため息，肩こり，憂うつ気分などがある場合 | 加味逍遙散 | 24 | →p103 |
| 比較的体力があり，動悸，怒りやすい，イライラ，不眠，耳鳴りなどを伴う場合 | 柴胡加竜骨牡蛎湯 | 12 | →p90 |
| 体力がない，神経過敏，疲れやすい，動悸，不眠，四肢の冷えなどを伴う場合 | 桂枝加竜骨牡蛎湯 | 26 | →p107 |
| 胸の圧迫感や煩悶感，咽喉や食道の閉塞感，過換気，疲労倦怠感などを伴う場合 | 柴朴湯 | 96 | →p179 |
| 喉頭や食道の異物感，閉塞感を伴う場合 | 半夏厚朴湯 | 16 | →p95 |

## 処方のポイント

- 加味帰脾湯は，益気健脾，養心補血，疏肝清熱の作用があり，神経過敏，食欲不振，不眠，動悸などを伴う精神不安に投与する．
- 加味逍遙散は，疏肝清熱，健脾養血の作用があり，イライラ，憂うつ気分，ため息，肩こりなどを伴う精神不安に投与する．
- 柴胡加竜骨牡蛎湯は，疏肝和脾，重鎮安神の作用があり，興奮しやすい，イライラ，不眠，動悸などを伴う精神不安に用いる．
- 桂枝加竜骨牡蛎湯は，調補陰陽，収斂固渋の作用があり，神経過敏，動悸，四肢の冷え，不眠，夢精や性機能低下などを伴う精神不安に用いる．
- 柴朴湯は，疏肝理気，化痰の作用があり，過換気，胸の圧迫感や煩悶感，疲労倦怠感などを伴う精神不安に投与する．
- 半夏厚朴湯は，行気解鬱，降逆化痰の作用があり，咽喉や食道の閉塞感（梅核気），腹部膨満感などを伴う精神不安に投与する．

# 精神の症状

# 不　眠

## 🧠 概説

　不眠症は，精神的なストレス，過度の思慮，抑うつ，神経症，自律神経失調症，更年期障害などが原因で発症することが多い．

　漢方薬は，睡眠薬と比較すると，その睡眠効果は弱いが，不眠をきたしている心身の状態を改善する効果がある．漢方医学では，体質状態，不眠に伴う症状，発症の原因に応じた漢方製剤を投与することで睡眠の質の向上，体質改善や症状の軽減などの効果が得られる．また西洋薬の安定剤や睡眠薬に併用すると，これらの薬の減量にもつながる．

## 📋 症状による漢方製剤の使い方

| 症状 | 漢方製剤 |
|---|---|
| 精神不安，疲れやすい，食欲の低下，動悸などを伴う場合 | 加味帰脾湯 137 → p210 |
| 憂うつ気分，イライラ，胸部煩悶感，ため息，肩こりなどを伴う場合 | 加味逍遥散 24 → p103 |
| 体が疲れて眠れない，熟睡できない，などの場合 | 酸棗仁湯 103 → p184 |
| 動悸，イライラ，高血圧の傾向，怒りっぽい，驚きやすい，興奮して眠れない，などの場合 | 柴胡加竜骨牡蛎湯 12 → p90 |
| のぼせ，手足のほてり，口内乾燥，足腰がだるい，などの場合 | 六味丸 87 → p171 ＋ 酸棗仁湯 103 → p184 |
| 子どもの不眠，夜泣き，などの場合 | 甘麦大棗湯 72 → p155 |
| 落ち着きがない，イライラ，顔面のチック症状や筋肉のピクピクとした痙攣，認知症，などの場合 | 抑肝散 54 → p138 |

> **処方のポイント**
>
> - 加味帰脾湯は，益気健脾，養心補血，疏肝清熱の作用があり，顔色が悪い，精神不安，神経過敏，食欲不振，動悸などを伴う心脾両虚の不眠に投与する．
> - 加味逍遥散は，疏肝清熱，健脾養血の作用があり，イライラ，怒りやすい，潮熱，夢が多い，肩こりなどの症状を伴う肝鬱の不眠に投与する．就寝前に酸棗仁湯を併用するとさらに効果的である．
> - 酸棗仁湯は，養血安神，清熱除煩の作用があり，血虚（営血の不足）が原因の心煩（心の悩みや煩燥）や不眠に投与する．また，ほかの処方を併用する場合に寝る前に一包を投与するとよい．
> - 柴胡加竜骨牡蛎湯は，疏肝和脾，重鎮安神の作用があり，興奮しやすい，神経過敏，イライラ，動悸などを伴う不眠に用いる．
> - 六味丸は，滋陰補腎の作用があり，手足のほてり，のぼせ，寝汗を伴う陰虚の不眠に投与する．
> - 甘麦大棗湯は，養心安神，和中緩急の作用があり，落ち着きがない，煩躁，不安を伴うヒステリー性不眠，または，小児の夜啼症や不眠に用いる．
> - 抑肝散は，平肝解痙，補気血の作用があり，落ち着きがない，イライラ，手足のふるえ，顔面の痙攣などを伴う不眠症に投与する．

## 精神の症状

# 傾 眠

### 概説

傾眠とは，軽度の意識障害と考えられ，刺激すると目を覚ますが，すぐにまた眠り込む状態をいう．原因は肝機能の障害や脳の障害などさまざまであるが，特別な疾患が認められない場合にも起こることがある．

漢方治療では，体質，傾眠に伴う症状，発症の原因に応じた漢方製剤を投与することで症状の改善や治癒が期待できる．

### 症状による漢方製剤の使い方

| 症状 | 漢方製剤 |
|---|---|
| 元気がない，食事後の嗜眠，食欲不振，軟便などを伴う場合 | 六君子湯 43 → p128 |
| 疲れやすい，疲労倦怠感，食欲の低下，内臓下垂などを伴う場合 | 補中益気湯 41 → p126 |
| 四肢の冷え，寒がり，温かい飲食物を好む，疲れやすい，食欲不振などを伴う場合 | 附子理中湯 410 → p212 |
| 頭が重い，四肢の沈重感，食べすぎ，悪心，上腹部のつかえ感 | 平胃散 79 → p163 |
| 疲労倦怠感，顔色が悪い，疲れやすい，食欲不振，貧血などを伴う場合 | 十全大補湯 48 → p133 |

### 処方のポイント

- 六君子湯は，益気補中，健脾養胃，化痰行気の作用があり，疲れやすい，食欲不振，食後に眠くなる，下痢や軟便を伴う気虚の傾眠に用いる．
- 補中益気湯は，補中益気，昇陽の作用があり，疲れやすい，疲労倦怠感が著しい，元気がない，内臓下垂を伴う中気下陥の傾眠に投与する．
- 附子理中湯は，温陽去寒，益気健脾の作用があり，寒がり，四肢の冷え，腹部の冷痛，温かい飲食物を好み，冷たいものを嫌うなどを伴う陽虚の傾眠に投与する．
- 平胃散は，燥湿健脾，行気和胃の作用があり，暴飲暴食，腹部の膨満感，痞え感，悪心，嘔吐などを伴う食滞の傾眠に用いる．
- 十全大補湯は，温補気血の作用があり，虚弱体質で，疲労倦怠感，疲れやすい，貧血，顔色が悪い，食欲不振，元気がないなどを伴う気血両虚の傾眠に用いる．

**婦人科の症状**

# 生理不順

## 概説

生理不順とは，生理の周期や日数，量や色などの異常，また生理前後の不快な症状などがあげられる．原因には腫瘍や子宮筋腫などの器質的なものと機能的なものがある．後者は漢方製剤のよい適応症となる．機能的な原因は，ストレスや生活習慣の乱れ，無理なダイエットによる栄養障害，ホルモンバランスの乱れなどがある．

漢方医学では，体質，症状，発症の原因に応じた漢方製剤の投与で効果が認められる．また安全面でも評価されている．

## 症状による漢方製剤の使い方

| 症状 | 処方 | 番号 | ページ |
|---|---|---|---|
| ストレスがあり，イライラ，気分がスッキリしない，腹部の脹痛，生理前に症状が悪化する，などの場合 | 加味逍遥散 | 24 | p103 |
| 顔や口唇，爪の色が悪い，冷え症，むくみ，生理が遅れがちで量は少ない，などの場合 | 当帰芍薬散 | 23 | p101 |
| 生理周期が短く，量が多い，暗紅色，1カ月に2回生理があるときもある，などの場合 | 温清飲 | 57 | p141 |
| 生理周期の乱れ，生理痛，冷え症，子宮筋腫や子宮内膜症を伴う，などの場合 | 桂枝茯苓丸 | 25 | p105 |
| 生理周期の乱れ，下腹部や手足の冷え，痛みなどを伴う，などの場合 | 温経湯 | 106 | p187 |

## 処方のポイント

- 加味逍遥散は，疏肝清熱，健脾養血の作用があり，イライラ，怒りやすい，胸苦しい，肩こり，頭痛などを伴う生理不順に用いる．特に生理前に症状が著しい場合に投与すると効果的である．
- 当帰芍薬散は，養血疏肝，健脾利湿の作用があり，生理が遅れがちで量が少ない，貧血，顔色が悪い，皮膚につやがない，四肢の冷え，むくみなどを伴う生理不順に使用する．
- 温清飲は，養血活血，清熱瀉火の作用があり，生理の周期が短く出血量が多い，色は赤く，体や手足の熱感がみられる場合に用いる．
- 桂枝茯苓丸は，活血化瘀，緩消癥塊の作用があり，子宮筋腫，子宮内膜症で，生理痛，生理不順，下腹痛や手足の冷えなどがみられる場合に用いる．
- 温経湯は，温経散寒，養血活血の作用があり，生理周期の乱れ，下腹部や手足の冷え，痛みなどがみられる場合に投与する．

## 婦人科の症状

# 不正出血

### 概説

不正出血とは，生理時以外に出血することであり，原因は子宮筋腫，子宮内膜症，悪性腫瘍，ホルモンの分泌異常などがあげられる．器質的病変以外の機能的な原因による不正出血は漢方薬のよい適応症となる．

漢方治療では，出血の期間や色，量，性質などから弁証し，適応する漢方製剤を選択して使用することが重要である．

### 症状による漢方製剤の使い方

| 症状 | 処方 |
|---|---|
| 生理の量が多く，色は赤く，体に熱感があり，生理の周期が短い場合 | 温清飲 57 → p141 |
| 出血が長引いて貧血やめまい，手足の冷えなどを伴う場合 | 芎帰膠艾湯 77 → p161 |
| 出血が長引くが量は少なく，色は淡，食欲不振，疲労倦怠感などを伴う場合 | 帰脾湯 65 → p149 |
| 子宮内膜症や子宮筋腫で出血がある場合 | 桂枝茯苓丸 25 → p105 |
| 生理前後にイライラ，ほてり，のぼせ，出血量が多い場合 | 加味逍遥散 24 → p103<br>＋<br>六味丸 87 → p171 |

### 処方のポイント

- 温清飲は，養血活血，清熱瀉火の作用があり，生理の周期は短く出血量は多い，色は赤く，体や手足に熱感がみられる場合に用いる．
- 芎帰膠艾湯は，補血止血，調経安胎の作用があり，出血が長引き，量は少なく，色は淡，寒がり，手足の冷えを伴う場合に用いる．
- 帰脾湯は，気血双補，補脾，養心安神の作用があり，出血量は少なく，色は淡または茶色，出血が長引き，また食欲不振，疲労倦怠，疲れやすいなどを伴う場合に処方する．
- 加味逍遥散は，疏肝清熱，健脾養血の作用があり，ストレスで不正性出血があり，イライラ，胸苦しいなどを伴う場合に用いる．さらに潮熱，手足のほてり，のぼせなどを伴う場合には加味逍遥散合六味丸を投与する．
- 桂枝茯苓丸は，活血化瘀，緩消癥塊の作用があり，子宮筋腫や子宮内膜症で，不正出血，下腹部痛や手足の冷えなどがみられる場合に用いる．

**婦人科の症状**

# 無月経

## 概説

性成熟期の女性が3カ月以上に生理が止まった状態を無月経（閉経）という．原因は，更年期，ホルモンの異常などのほか，ストレスや栄養障害などが原因で発生する．

漢方治療では，無月経に至った状況，心身の状態，症状，発症の原因を把握して弁証し，証に応じた漢方製剤を選んで投与すると体質の改善，症状の緩和や治療に効果がある．

## 症状による漢方製剤の使い方

| 症状 | 漢方製剤 |
|---|---|
| 月経が遅れて量が減り，色も淡い．徐々に無月経となる場合 | 十全大補湯 48 → p133 あるいは人参養栄湯 108 → p190 |
| 18歳になっても月経がない，あるいは生理中に大きな驚きや恐怖を感じた後に無月経となる，虚弱体質，寝汗，のぼせ，ほてりを伴う場合 | 六味丸 87 → p171 |
| ストレスが原因で無月経になり，イライラ，怒りやすい，潮熱を伴う場合 | 加味逍遙散 24 → p103 |
| 加味逍遙散の症候に，寝汗，手足のほてり，両頬の紅潮を伴う場合 | 加味逍遙散 24 → p103 ＋ 六味丸 87 → p171 |
| 子宮内膜症や子宮筋腫で，下腹部の脹痛，四肢の冷えを伴う場合 | 桂枝茯苓丸 25 → p105 |

### 処方のポイント

- 十全大補湯は，温補気血の作用があり，貧血や貧血気味で徐々に月経が遅れて無月経となり，疲労倦怠感，疲れやすい，目のかすみ，眼精疲労，食欲不振など伴う場合に投与する．
- 人参養営湯は，気血双補，安神，去痰，止咳の作用があり，十全大補湯の症状に精神不安，咳，喀痰などを伴う場合に用いる．
- 六味丸は，滋陰補腎の作用があり，原発性無月経で虚弱体質の場合に投与する．また，生理中に突然の事故などで，大きな驚きや恐怖を感じた後に月経が止まった場合にも六味丸が有効である．
- 加味逍遙散は，疏肝清熱，健脾養血の作用があり，ストレスが原因でイライラや，胸脇の苦満，憂うつ気分などを伴う場合に用いる．さらにこの症状に寝汗，両頬の潮熱，手足のほてり，のぼせ，口の乾燥感などがみられる場合には，加味逍遙散合六味丸を用いる．
- 桂枝茯苓丸は，活血化瘀，緩消癥塊の作用があり，子宮筋腫，子宮内膜症で月経が止まり下腹部痛や手足の冷えなどがみられる場合に用いる．

**婦人科の症状**

# 不 妊

## 概説

通常，不妊とは健康なカップルが避妊をせずに定期的に性生活を営んでいて，2年以上が経過しても妊娠しない状態をいう．

不妊症は男性不妊症と女性不妊症があり，それぞれに原因があると考えられる．臨床では器質性疾患がある患者には原因治療を施すが，ない人には適応する漢方製剤を投与することで，妊娠しやすい心身の状態をつくり，不妊治療の効果を高める．

## 症状による漢方製剤の使い方

| 症状 | 漢方製剤 |
|---|---|
| 顔色や口唇，爪の色が悪い，冷え症，月経量が少なく生理周期が長い場合 | 当帰芍薬散 23 → p101 |
| 月経量は少ない，色は淡，やせ，顔色が悪い，疲れやすい場合 | 十全大補湯 48 → p133 |
| 虚弱な体質，冷え症，特に下腹部の冷えと痛みがある場合 | 温経湯 106 → p187 |
| ストレスでイライラや怒りやすい，月経前後に下腹部痛や頭痛，乳房の脹痛などがある場合 | 加味逍遥散 24 → p103 |
| 虚弱体質，やせ，手足のほてり，のぼせ，寝汗，足腰がだるい場合 | 六味丸 87 → p171 |

## 処方のポイント

- 当帰芍薬散は，養血疏肝，健脾利湿の作用があり，婦人科の検査は異常がなく，不妊症に貧血，貧血気味，冷え，むくみなどを伴う場合に用いる．
- 十全大補湯は，温補気血の作用があり，疲労倦怠感，疲れやすい，四肢の冷え，顔色が悪い，生理の量が少ないなどの症状がみられる不妊症に投与する．
- 温経湯は，温経散寒，養血活血の作用があり，生理周期の乱れ，下腹部や手足の冷え，痛みなどがみられる不妊症に投与する．
- 加味逍遥散は，疏肝清熱，健脾養血の作用があり，ストレスによるイライラ，怒りやすい，腹部膨満，生理前の頭痛，憂うつ気分などを伴う不妊症に用いる．
  これらの症状に潮熱，手足のほてり，のぼせ，寝汗を伴う場合には加味逍遥散合六味丸を処方する．
- 六味丸は，滋陰補腎の作用があり，手足のほてり，のぼせ，潮熱，寝汗，腰と足の脱力感を伴うものや，子宮発達不良の不妊症に用いる．

## 婦人科の症状

# 帯下（おりもの）

## 概説

　帯下（おりもの）は，女性の腟内から分泌される粘液であり，帯状のようなものが多いため帯下と称し，腟や子宮などを守るためにさまざまな役割をもっている．帯下の異常は，器質性疾患のほかに体調不良や抵抗力の低下，精神的なストレスなどのいろいろな原因がある．

　漢方医学では，帯下の種類を白帯下（白い粘液または透明な薄い液体），黄帯下（黄色や茶色で粘りけがあり臭いがするもの），赤帯下（血液が混じったもの），黒帯下（黒豆の汁のような粘液）の4つに分けて考える．

　臨床では，原因治療とともに患者の体質，発症の原因，症状の違いに応じた漢方製剤を投与することで，体質の改善，症状の軽減などの効果が期待できる．

## 症状による漢方製剤の使い方

| 症状 | 漢方製剤 |
|---|---|
| 帯下は白く，量が多く，疲れやすい，自汗，子宮脱，内臓下垂などがみられる場合 | 補中益気湯 41 → p126 |
| 帯下は白く，顔色が悪い，口唇や爪が淡白，疲労倦怠感，ふらつきなどがみられる場合 | 帰脾湯 65 → p149 |
| 帯下は白く透明，四肢の冷え，寒がり，腰痛，腰と足の脱力感，頻尿などがみられる場合 | 八味地黄丸 7 → p80 |
| 帯下は白く，憂うつ気分，胸部の煩燥，乳房の脹痛，口苦などがみられる場合 | 加味逍遥散 24 → p103 |
| 下腹部の痛み，腰痛，月経痛，子宮筋腫や内膜症などがみられる場合 | 桂枝茯苓丸 25 → p105 |
| 帯下は白色で，量が多い，四肢の冷え，むくみ，食欲不振などがみられる場合 | 当帰芍薬散 23 → p101 |
| 帯下は黄色で，粘稠性があり，ときに血液が混じる場合． | 温清飲 57 → p141 |
| 帯下は黄褐色，悪臭，下腹の痛み，両脇の痛み，口苦，外陰部の瘙痒，便秘などがみられる場合． | 竜胆瀉肝湯 76 → p159 |

### 処方のポイント

- 補中益気湯は，補中益気，昇陽の作用があり，疲れやすい，疲労倦怠感，自汗，内臓下垂などを伴う帯下に用いる．食欲不振がある場合は六君子湯を処方し，食欲が出た後は補中益気湯に変更する．
- 帰脾湯は，気血双補，補脾，養心安神の作用があり，帯下は白く米のとぎ汁のようなもので，疲れやすい，食欲不振，貧血や貧血気味の症状がみられる場合に用いる．
- 八味地黄丸は，温補腎陽の作用があり，腎陽虚で腰痛，腰と下肢の脱力感，寒がり，冷え，夜間の頻尿などを伴う帯下に用いる．
- 加味逍遥散は，疏肝清熱，健脾養血の作用があり，ストレスでイライラ，怒りやすい，乳房の脹痛，煩燥感，肩こりなどを伴う場合に使用する．
- 桂枝茯苓丸は，活血化瘀，緩消癥塊の作用があり，子宮筋腫，子宮内膜症で腹痛や手足の冷えなどを伴う帯下に用いる．
- 当帰芍薬散は，養血疏肝，健脾利湿の作用があり，帯下は白く量は多い，四肢の冷えやむくみ，浮腫を伴う場合に投与する．
- 温清飲は，養血活血，清熱瀉火の作用があり，腟に軽い炎症があり，黄色の帯下がみられる場合に用いる．
- 竜胆瀉肝湯は，瀉肝胆実火，清熱利湿の作用があり，腟に炎症があり，黄色で粘稠の帯下，外陰部の湿疹，瘙痒，熱感を伴う場合に用いる．

## 婦人科の症状

# 陰部の瘙痒

### 概説

陰部のかゆみは，細菌などの感染症による皮膚炎が原因で起こることが多いが，それ以外の原因で発症することもある．

漢方医学では，肝の経絡は陰部を通るため，肝熱，肝火がある場合には，その熱は陰部に留まり症状を引き起こすと考えられている．臨床では，体質，発症の原因，臨床症状の違いに応じた漢方製剤を投与することで症状の改善が得られる．特に原因が不明で症状を繰り返し慢性化している場合は，漢方薬の適応症となる．

### 症状による漢方製剤の使い方

| 症状 | 漢方製剤 |
|---|---|
| 陰部のかゆみが著しく，皮膚に湿疹や炎症を認め，イライラ，口の粘つき，尿が濃いなどの場合 | 竜胆瀉肝湯 76 → p159 |
| 陰部のかゆみ，熱感，イライラなどの症状がみられる場合 | 柴胡清肝湯 80 → p164 |
| 陰部の乾燥感，かゆみを繰り返し，夜間に増悪する傾向がある．腰や足に脱力感を感じる場合 | 六味丸 87 → p171<br>＋<br>温清飲 57 → p141 |
| 陰部のかゆみ，怒りやすい，顔面の紅潮，皮膚の熱感や発赤などがみられる場合 | 黄連解毒湯 15 → p93 |

### 処方のポイント

- 竜胆瀉肝湯は，瀉肝胆実火，清熱利湿の作用があり，体力がある人で陰部に湿疹，びらん性炎症，かゆみ，熱感がみられる場合に用いる．
- 柴胡清肝湯は，瀉火解毒，疏肝活血の作用があり，陰部に赤み，熱感，かゆみがある場合に投与する．
- 六味丸は，滋陰補腎の作用があり，陰部に乾燥感，熱感，かゆみがあり，手足のほてり，のぼせ，寝汗を伴う場合に温清飲を併用する．
- 黄連解毒湯は，清熱瀉火，解毒，清熱化湿，止血の作用があり，全身皮膚の熱感や発赤，顔面の紅潮，陰部のかゆみなどがみられる場合に用いる．

> その他

# 原因不明の発熱

## 概説

諸種の検査で異常所見はないが，発熱を繰り返す場合には治療に困難をきたすことがある．
漢方医学では，原因不明の発熱は，気虚，血虚，陰虚，陽虚，気鬱などがかかわっていると考えられている．治療では，熱の出方，患者の体質，熱に伴う症状を把握して弁証し，証に応じた漢方製剤を選択して用いる．

## 症状による漢方製剤の使い方

| 症状 | 漢方製剤 |
|---|---|
| 疲労倦怠感が強く，疲れると発熱する場合 | 補中益気湯 41 → p126 |
| 微熱，悪寒があり，悪寒の後に発熱を繰り返す場合 | 柴胡桂枝湯 10 → p86 |
| 手足のほてり，口内乾燥，寝汗があり，主に午後になると熱が出て繰り返す場合 | 六味丸 87 → p171 |
| 皮膚につやがなく，顔，口唇，爪などの血色が悪い，体の熱感などがみられる場合 | 温清飲 57 → p141 |
| 顔色が悪い，精神不安，不眠，動悸などがみられる場合 | 加味帰脾湯 137 → p210 |
| 発熱，煩燥，胸脇苦満，口苦，イライラ，生理前後に熱が出る場合 | 加味逍遥散 24 → p103 |

### 処方のポイント

- 補中益気湯は，補中益気，昇陽挙陥，甘温除熱の作用があり，疲れやすい，疲労倦怠感，食欲不振，疲れると発熱するなどの症状がみられる気虚の発熱に投与する．
- 柴胡桂枝湯は，和解少陽，解表の作用があり，かぜやインフルエンザの回復期に微熱，悪寒，疲れやすいなどの症状がみられる場合に用いる．
- 六味丸は，滋陰補腎の作用があり，主に午後や夜間になると熱が出やすい，手足のほてり，のぼせ，寝汗を伴う陰虚の発熱に投与する．
- 温清飲は，養血活血，清熱瀉火の作用があり，顔色が悪い，皮膚につやがない，貧血や貧血気味，ふらつきなどを伴う血虚の発熱に用いる．
- 加味帰脾湯は，益気健脾，養心補血，疏肝清熱の作用があり，顔色が悪い，精神不安，不眠，動悸などを伴う気血両虚の発熱に投与する．
- 加味逍遥散は，疏肝清熱，健脾養血の作用があり，ストレスによるイライラ，胸部の煩悶感，肩こり，生理前後に発熱しやすいなどを伴う気鬱の発熱に投与する．

## その他
# 内臓下垂

### 🗣 概説

　内臓下垂とは，胃下垂，腎下垂，子宮脱，脱肛などを指す．内臓下垂の有効な治療法はまだ見つかっていない．

　漢方医学では，気虚や気虚下陥が原因で内臓下垂を引き起こすと考えられている．内臓下垂の早期に体質，臨床症状に適応する漢方製剤を投与すると効果が期待できる．また内臓下垂に伴う全身の症状も改善される．

### 📋 症状による漢方製剤の使い方

| 症状 | 処方 |
|---|---|
| 内臓下垂があり，疲労倦怠感，疲れやすい，やる気が出ない，自汗などを伴う場合 | 補中益気湯 41 → p126 |
| 内臓下垂があり，食欲不振，味がしない，疲労倦怠感，下痢や軟便などを伴う場合 | 六君子湯 43 → p128 |

### 処方のポイント

- 補中益気湯は，補中益気，昇陽挙陥の作用があり，疲れやすい，疲労倦怠感，食欲不振などの症状を伴う内臓下垂に投与する．
- 六君子湯は，益気補中，健脾養胃，化痰行気の作用があり，胃が弱くて補中益気湯を投与すると胃もたれや吐き気がする場合には，まず六君子湯を投与して胃の状態が改善した後に補中益気湯を用いる．

> その他

# 振戦（振顫，ふるえ）

## 概説

振戦（振顫）は，パーキンソン症候群や神経症，自律神経失調症，本態性振顫などにみられる．パーキンソン症候群の治療には困難をきたす．

そのほかの振戦には体質や症状に応じた漢方製剤を投与すると有効である．

## 症状による漢方製剤の使い方

| 症状 | 漢方製剤 |
|---|---|
| 手にふるえがあり，緊張すると増悪する，落ち着きがない，イライラ，不安，不眠などがみられる場合 | 抑肝散 54 → p138 |
| 抑肝散の適応症よりも体力が低下し，吐き気や喀痰の症状を伴う場合 | 抑肝散加陳皮半夏 83 → p167 |
| 手が震える，疲労倦怠感，疲れやすい，筋肉の萎縮などを伴う場合 | 十全大補湯 48 → p133 あるいは人参養栄湯 108 → p190 |

## 処方のポイント

- 抑肝散は，平肝解痙，補気血の作用があり，緊張すると両手のふるえや頭部の震えが増悪し，リラックスすると軽減する．イライラ，精神不安，落ち着きがないなどを伴う場合に投与する．抑肝散の適応症よりも体力が低下し，吐き気や喀痰の症状を伴う場合には抑肝散加陣皮半夏を用いる．
- 十全大補湯は，温補気血の作用があり，虚弱体質で手足のふるえがみられ，疲労倦怠感，疲れやすい，食欲不振，元気がないなどを伴う場合に用いる．
- 人参養営湯は，気血双補，安神，去痰，止咳の作用があり，十全大補湯の症状に精神不安，咳，喀痰などを伴う場合に用いる．

**その他**

# 抗癌剤・放射線治療の副作用

## 概説

　癌の診断や治療においては，まず西洋医学の手法を最優先に考え，必要に応じて手術，または抗癌剤や放射線治療などを行う．しかし，手術による癌の摘出が困難である場合や，抗癌剤や放射線療法でしか治療ができない場合には，その副作用の防止や体力回復の目的で漢方薬を併用する．

　さらに抗癌剤や放射線の治療に困難をきたす場合には，漢方製剤による治療を施すことで体力低下，全身疲労倦怠感，疲れやすい，食欲不振，吐気，嘔吐，下痢などの症状を改善し，患者の生活の質を向上させる．臨床では，体質，症状の違いに応じた漢方製剤を選択して用いることで治療効果を高めている．

## 症状による漢方製剤の使い方

| 症状 | 漢方製剤 |
|---|---|
| 食欲不振，味が感じない，悪心，嘔吐，下痢，疲れやすい，などの場合 | 六君子湯 43 → p128 |
| 胃腸が弱い，疲れやすい，疲労倦怠感，内臓下垂，やせ，などの場合 | 補中益気湯 41 → p126 |
| 貧血，疲労倦怠感，皮膚につやがない，顔色が悪い，などの場合 | 十全大補湯 48 → p133 |
| 十全大補湯の症状に精神不安，咳，喀痰，などを伴う場合 | 人参養営湯 108 → p190 |
| 腹部の術後に腹部膨満感，腸閉塞（術後イレウス），などの場合 | 大建中湯 100 → p182 |
| 手足のほてり，寝汗，疲れやすい，頻尿などの場合 | 六味丸 87 → p171 |
| 放射線治療で局部の炎症，発赤，熱感，痛み，かゆみ，出血などがみられる場合 | 黄連解毒湯 15 → p93 |

### 処方のポイント

- 六君子湯は，益気補中，健脾養胃，化痰行気の作用があり，抗癌剤や放射線治療で，吐き気，嘔吐，食欲不振，下痢などの症状がみられる場合に投与する．
- 補中益気湯は，補中益気，昇陽挙陥，甘温除熱の作用があり，抗癌剤や放射線治療で疲労倦怠感が著しい，食欲不振などの症状がみられる場合に投与する．
- 十全大補湯は，温補気血の作用があり，抗癌剤や放射線治療で貧血が著しい，顔色が悪い，皮膚につやがない，疲労倦怠感，赤血球数や白血球数の減少がみられる場合に投与する．
- 人参養営湯は，気血双補，安神，去痰，止咳の作用があり，十全大補湯の症状に精神不安，咳，喀痰などを伴う場合に用いる．
- 大建中湯は，温中補虚，降逆止痛の作用があり，腹部の手術後に腸管の蠕動機能の低下，腹部膨満感，腸閉塞などがみられる場合に投与する
- 六味丸は，滋陰補腎の作用があり，手足のほてり，のぼせ，寝汗，疲れやすい，頻尿や尿閉などを伴う前立腺癌や膀胱癌などに投与する．
- 黄連解毒湯は，清熱瀉火，解毒，清熱化湿，止血の作用があり，放射線治療による局部の炎症，熱感，痛み，かゆみ，出血などの症状がみられる場合に用いる．

# 第二章 常用漢方製剤の臨床応用

# 葛根湯【傷寒論】
かっこんとう

【組　　成】葛根，麻黄，桂枝，甘草，芍薬，生姜，大棗
【適 応 症】悪寒，発熱，首や背中の痛み，肩こり，頭痛，無汗，舌苔は白薄，脈は浮緊
【臨床応用】本方は，比較的体力が充実した人で，感冒や流感などの熱性疾患の初期に，悪寒，発熱，頭痛，鼻閉，身体痛，項背部のこわばりなどがあり，自然発汗がない場合に適応する．その他，上半身の疼痛性疾患で局所の痛み，腫脹，こわばりなどがある場合や，皮膚疾患の初期で，患部に発赤，腫脹，かゆみを伴う場合に適応する．

※比較的体力が充実した人で，悪寒，発熱，無汗，頭痛，身体疼痛，項背部のこわばりなどの症状が本方を適応するうえでの重要なポイントとなる．

1) 感冒・流感・鼻かぜ・熱性疾患の初期・炎症性疾患(結膜炎・角膜炎・中耳炎・扁桃腺炎・リンパ腺炎・乳腺炎)
　感冒などの熱性疾患の初期には，悪寒，発熱，頭痛，鼻閉，身体疼痛，項背部のこわばりなどがあり，自然発汗がない場合に用いる．投与の時期が早いほど効果が高い．自然発汗や大汗がみられる場合には中止する．

2) 肩こり・五十肩・上半身の神経痛
　偏頭痛，項背部の緊張や疼痛，肩こりや肩胛部の疼痛を伴う場合に用いると，血行を改善し症状を軽快させる．強い痛みで葛根湯だけでの治療が困難な場合は，桂枝茯苓丸，または桂枝茯苓丸加薏苡仁を併用して治療の効果を高める．

3) 胃腸型感冒
　悪寒，発熱，下痢などの症状がみられる場合には，葛根湯＋黄連解毒湯を用いる．

4) 寒冷性蕁麻疹
　悪寒，寒がり，急に冷える，あるいは冷たいものをとると，蕁麻疹を発症し，あるいは増悪する寒冷性蕁麻疹に本方を用いる．

5) 特発性三叉神経痛・症候性顔面痛
　三叉神経痛や症候性顔面痛などで，肩こりや頸項部または後頭部に痛みがあり，神経遮断薬ではあまり効果が得られない場合に，葛根湯＋桂枝茯苓丸を併用する．

6) 急性うっ滞性乳腺炎
　葛根湯は乳汁の分泌を促進する作用がある．分娩後数日に乳汁のうっ滞と排出障害がみられ，肩こり，悪寒などを伴う場合に本方を用いる．

7) 後頭部神経痛
　後頭部に神経痛があり，同時に肩のこわばりや痛みを伴う場合に本方を用いると有効である．

### 8）脳炎・脳膜炎

脳炎，脳膜炎の早期に葛根湯を用いると，臨床症状の軽減や後遺症の予防効果がある．また，中後期の発熱，顔面の紅潮などの症状には，葛根湯＋黄連解毒湯を用いる．

### 9）めまい

葛根湯は，慢性鼻炎，低血圧，頸椎の退行変性によって生じるめまいやふらつきなどに対して効果がある．

### 10）顔面神経麻痺（ベル麻痺）

葛根湯は，発汗解表の作用があるため，顔面浮腫を解消し，顔面神経の虚血状態を改善する．早期に葛根湯を用いると，症状の軽減や後遺症の予防効果がある．3〜4週後に瘀血（循環障害）の証候が現れる場合には，葛根湯＋桂枝茯苓丸を用いる．

### 11）頸椎症

首や肩に痛みやこわばりがある場合には本方を用いる．上肢に痛みやしびれなどがみられる場合には，葛根湯＋桂枝茯苓丸を用いる．

### 12）流行性耳下腺炎

早期に葛根湯を用いると症状改善の効果が得られる．発熱を伴う場合には，葛根湯＋黄連解毒湯を用いる．

### 13）顎関節運動時疼痛・自発痛，咀嚼筋や頸部筋群の圧痛

顎関節運動時疼痛あるいは自発痛，咀嚼筋や頸部筋群の圧痛に，肩こり，頭痛，頭重感などの症状を伴う場合に本方を用いると効果的である．

### 14）その他

炎症性疾患の初期，熱性疾患の初期，尋常性乾癬，慢性鼻炎，肩こり，上半身の神経痛，筋緊張性頭痛などにも効果がある．

---

【使用上の注意】
1. 本方は，虚弱体質で汗が出やすい人には適応しない．
2. 感冒・インフルエンザの回復期，虚弱体質の人には不適である．

# 2 葛根湯加川芎辛夷【本朝経験方】

【組　　成】葛根, 麻黄, 桂枝, 甘草, 芍薬, 川芎, 辛夷, 生姜, 大棗
【適 応 症】悪寒, 発熱, 前頭痛, 鼻閉, 鼻汁, 項背部の痛み, 肩こり, 舌苔は白薄, 脈は浮緊
【臨床応用】本方は, 比較的体力がある人で, 鼻閉, 鼻漏, 後鼻漏などの鼻症状を訴え, 頭痛, 鼻汁, 項背部のこわばりや疼痛などの症状を伴う場合に適応する.

### 1) アレルギー性鼻炎, 花粉症

鼻閉が主症状としてみられる場合には, 本方を第一選択処方として用いる. 気候が寒くなると, あるいは体が冷えると鼻閉の症状が増悪することが本方を用いる要点である.

特に鼻閉, 頭痛, 肩こり, 項背部のこわばりや痛みなどの症状を伴う場合に, 本方を用いると優れた効果が得られる. 多量で水様の透明な鼻水を伴う場合には, 葛根湯加川芎辛夷に小青竜湯を併用するとよい.

### 2) 副鼻腔炎（蓄膿症）

本方は, 慢性蓄膿症にみられる鼻閉, 鼻漏, 後鼻漏などの鼻症状に対して有効な処方である. 特に鼻閉症状がひどく, 前頭痛, 項背部のこわばりや疼痛などの症状を伴い, 寒くなる, あるいは冷えるとその症状が増悪する場合に用いると有効的である.

後鼻漏の場合には, 荊芥連翹湯を併用する. 急性期で黄色の鼻汁や鼻部の熱感を伴う場合には, 本方の代わりに辛夷清肺湯を用いる.

### 3) その他

急・慢性鼻炎, 肩こり, 肥厚性鼻炎などにも効果がある.

---

【使用上の注意】
1. 本方は, 虚弱体質で汗が出やすい人には適応しない.
2. 鼻部に熱感があり, 粘稠で黄色の鼻水がある場合は本方を投与しない.

# 乙字湯【原南陽経験方】

**【組　成】** 当帰, 柴胡, 黄芩, 甘草, 升麻, 大黄
**【適応症】** 脱肛, 痔, 痔核によって肛門部の腫れ, 疼痛, 痔の出血, かゆみなど, あるいは前陰部が痛がゆく, 気分が落ち着かないもの, 舌苔は黄膩, 脈は弦滑
**【臨床応用】** 本方は, 脱肛, 痔, 痔核によって肛門部の腫れ, 疼痛, 痔の出血, かゆみなどの症状を認める場合に適応する.

### 1）痔・切れ痔・痔出血

痔や痔核などにより, 肛門部の腫れ・疼痛, 痔の出血, かゆみ, 便秘などの症状がみられる場合に, 本方を用いる. 痔核が腫れて色は紫暗, 痛みが強い場合には, 乙字湯＋桂枝茯苓丸を用いる. 炎症反応がひどく, 痔出血がみられる場合には乙字湯＋黄連解毒湯を用いる.

### 2）脱肛・痔核の脱出

脱肛, 痔核の脱出, 浮腫, 残便感などの症状がみられ, 便秘を伴う場合に, 本方を用いる. 脱出部分が還納しにくく, 体がだるくて疲れやすい場合には乙字湯＋補中益気湯を用いる.

### 3）産後の痔疾・会陰切開縫合部の局所的疼痛

分娩後2週間以内に痔疾患を認め, 肛門部に疼痛, 浮腫, 脱肛, 脱出などの症状があり, 会陰切開の縫部に局所的な痛みがある場合には, 本方を用いると諸症状の改善が期待できる.

### 4）その他

肛門周囲炎, 便秘症, 陰部瘙痒症などに用いる.

---

**【使用上の注意】**
1. 本方は, 血圧が高く, 顔面紅潮, 怒りやすい人には適応しない.
2. 体がだるくて疲れやすい, 下痢などの虚証がみられる場合には, 本方を投与しない.

# 5 安中散【和剤局方】

【組　　成】桂皮，延胡索，良姜，茴香，縮砂，牡蛎，甘草
【適 応 症】腹部の冷痛（冷えや寒冷の飲食物で発生するもの），心窩部や腹部の膨満感，悪心，嘔吐，脇痛，舌質は淡あるいは淡紅，舌苔は薄白，脈はやや遅
【臨床応用】本方は，胃部や腹部の冷痛（冷えや寒冷の飲食物で発生し，冷感を伴う痛み），心窩部や腹部の膨満感，悪心，嘔吐などの症状を認める場合に適応する．

## 1) 慢性胃炎・神経性胃炎・胃十二指腸潰瘍・胃下垂・胃アトニー・慢性膵炎など

　上腹部に痛みがあり，温めると緩和するが寒冷の飲食物をとると増悪する，呑酸，吐き気，心窩部や腹部の膨満感などの症状がみられる場合に本方を用いる．悪心や嘔吐が著しい場合には，小半夏加茯苓湯を併用する．腹部にガスが溜り，膨満感が強ければ半夏厚朴湯を合方する．食欲不振，元気がない，気力がないなどの症候を伴う場合には六君子湯を併用する．

## 2) 女性の下腹部冷痛・生理痛

　下腹部の冷痛，膨満感，四肢の冷えなどの症状を伴う場合に，本方を用いる．強い痛みには桂枝茯苓丸を合方する．下腹部冷痛，膨満感，便秘を伴う場合には桃核承気湯を併用する．

---

【使用上の注意】
1. 本方は，発熱，熱感，嘔吐を伴う急性胃腸炎には適応しない．
2. 本方は，補益性がないため，虚弱の人には単方では投与しない．

# 十味敗毒湯【華岡青洲経験方】 6

【組　　成】柴胡，桔梗，川芎，茯苓，防風，独活，荊芥，生姜，甘草，樸樕

【適 応 症】悪寒，発熱，頭重，頭痛，咳，痰などの外感風寒の表証，癤・瘡・湿疹・蕁麻疹などの皮膚疾患の初期，舌苔は薄膩，脈は浮

【臨床応用】本方は，解表発散・解毒の作用があり，外感風寒の表証および炎症や化膿傾向をもつ皮膚疾患の初期に適応する．皮膚の所見は膿疱，散発性・瀰漫性発疹（丘疹），滲出液が乏しいなどの特徴がみられる．

### 1）蕁麻疹

かぜの初期に蕁麻疹が発生し，顔や上半身に出やすい場合に用いる．また，食べ物によるアレルギー性の蕁麻疹にも用いる．

### 2）急性湿疹，ニキビ

突然，顔や上半身に湿疹やニキビが発生した場合に本方を用いると効果がある．

### 3）感　冒

悪寒，発熱，頭重，頭痛，咳，痰などの症状がみられる場合に用いると効果的である．

### 4）その他

急性皮膚疾患の初期，膿皮症，白癬，尋常性痤瘡，接触性皮膚炎，中毒性皮膚炎，慢性中耳炎，副鼻腔炎，麦粒腫，リンパ節炎などにも用いる．

---

【使用上の注意】
1. 熱が高い，口渇，咽喉部の腫れや痛み，咳など風熱感冒には投与しない．
2. 皮膚が赤い，腫れ，炎症がひどい，痛みなどの熱毒証には禁忌である．

# 八味地黄丸【金匱要略】
はちみじおうがん

【組　　成】地黄，山薬，山茱萸，沢瀉，茯苓，牡丹皮，桂枝，附子

【適 応 症】腰や下肢がだるくて力が入らない，腰や下肢の冷感，四肢の冷え，ふらつき，耳鳴り，聴力減退，寒がり，インポテンツ，頻尿，排尿困難，夜間頻尿，遺尿，浮腫，歯の動揺，舌質は淡白，舌苔は白滑，脈は沈で無力など

【臨床応用】本方は，腰や下肢がだるくて力が入らない，四肢の冷え，寒がり，頻尿，排尿困難，夜間頻尿などの症候が投与のポイントである．

### 1）糖尿病

　糖尿病で腰や下肢の脱力感，腰痛，四肢の冷え，寒がり，頻尿などの症状を伴う場合に本方を用いると，臨床症状の改善が得られる．

　網膜脱落の症状がみられる場合には，八味地黄丸＋四物湯を用いる．四肢のしびれ，冷感，疼痛などの末梢神経障害症状があれば，八味地黄丸＋桂枝茯苓丸を用いる．

### 2）甲状腺機能低下

　本方は，甲状腺機能低下に寒がり，四肢の冷え，腰や下肢の脱力感，むくみや浮腫，小便不利，夜間頻尿などの症状を伴う場合に適応する．

### 3）変形性膝関節症・リウマチ性関節炎

　本方は，腰や膝の脱力感，関節の不安定感，冷感，痛み，寒がり，四肢の冷え，むくみなどの症状がみられる場合に用いる．関節の痛みや浮腫を伴う場合には八味地黄丸＋防己黄耆湯を用いる．

### 4）気管支喘息

　本方は，喘息に，腰痛，腰や下肢の脱力感，めまい，耳鳴り，寒がり，自汗，四肢の冷えなどの症状がみられる場合に適応する．特に老人の喘息に対して体質の改善，発作の予防などの効果が得られる．

### 5）腎炎・ネフローゼ

　腰や下肢の脱力感，手足の冷え，寒がり，浮腫，蛋白尿，高血圧などの症状がみられる場合に適応する．

### 6）男性不妊症

　精子の数が少ない，あるいは精子活動率の低下などがみられる患者に，腰や下肢の脱力感，自汗，手足の冷え，寒がりなどの症状を伴う場合に本方を用いる．疲れやすい，疲労倦怠感，精子活動率の低下が著しい場合には補中益気湯を併用する．

### 7）前立腺肥大症・慢性前立腺炎・慢性膀胱炎

　排尿困難，残尿感，昼間，あるいは夜間頻尿，排尿時不快感，陰部不快感，腰や下肢の脱力感，手足の冷え，寒がりなどの症状がみられる場合に本方を用いると有効である．前立腺肥大症に対しては桂枝茯苓丸を併用する．

### 8）更年期症候群

本方は，腰や下肢の脱力感，めまい，耳鳴り，寒がり，頻尿，夜間頻尿，物忘れ，手足の冷えなどの症状がみられる場合に適応する．

### 9）腰　痛

腰部に冷感，痛み，腰や下肢の脱力感，寒がり，頻尿，夜間頻尿，手足の冷えなどの症状がみられる場合に適応する．

### 10）骨粗鬆症

更年期に入ると骨粗鬆症になりやすく，それに伴い腰部の冷感や痛み，腰や下肢の脱力感，寒がり，頻尿，夜間頻尿，手足の冷えなどの症状がみられる場合に本方を用いる．

全身疲労倦怠感，疲れやすいなどを伴う場合には，補中益気湯を併用する．骨粗鬆症の患者は長期に服用することにより骨塩量の増加や全身の老化現象の改善などが期待できる．

### 11）白内障

白内障の患者で，腰痛，腰や下肢の脱力感，寒がり，頻尿，夜間頻尿，手足の冷えなどの症状を伴う場合に用いる．

### 12）老人性腟炎・萎縮性腟炎

血性帯下・白色帯下などの症状がみられ，腰部の冷感や痛み，腰や下肢の脱力感，手足の冷えなどの症状を伴う場合に本方を用いる．

### 13）老化現象・老年性認知症

もの忘れ，意欲低下，焦燥感，不眠，腰痛，腰や下肢の脱力感，夜間頻尿，尿失禁，手足の冷えなどの症状を伴う場合に本方を用いると，臨床症状の改善が期待できる．

### 14）歯の痛み

歯科の検査では異常がみられないが歯が痛くて硬いものを食べられない，歯の動揺などの症状に加え，腰や下肢の脱力感，寒がり，夜間頻尿，手足の冷えなどの症状を伴う場合に本方を用いる．

---

**【使用上の注意】**
1. 口や咽喉部の乾燥感，舌質は紅，舌苔は少ないなどの虚火上炎の症状がみられる場合には投与しない．
2. 胃腸が弱く，軟便や下痢などがみられる場合には，慎重に投与すべきである．

# 大柴胡湯【傷寒論・金匱要略】
だいさいことう

【組　　成】柴胡，半夏，黄芩，芍薬，枳実，大黄，大棗，生姜

【適 応 症】

① **陽明合病**　熱往来，胸脇苦満，悪心，嘔吐，煩燥，心窩部のつかえ感，あるいは心窩部の膨満感と痛み，便秘，舌苔は黄，脈は弦で有力

② **肝欝化火，胃気上逆**　憂うつ感，イライラ，怒りっぽい，不眠，顔面潮紅，目の充血，胸脇苦満，口内が苦い，悪心，嘔吐，上腹部膨満，便秘など，舌苔は黄，脈は弦数あるいは沈弦

【臨床応用】本方は，体力の充実した人で，胸脇苦満（みぞおちや両側の季肋部のつかえ感，圧迫感）が強く，悪心，嘔吐，食欲不振，便秘などの症状を伴う場合に，あるいは怒りや精神的なストレスによる頭痛，頭重，肩こり，めまい，耳鳴りなどの症状を伴う場合に適応する．

※体格や体力が充実した人で，胸脇苦満，上腹部の痛み，怒りやすい，頭痛，便秘などの症状が本方を適応するうえでの重要なポイントとなる．

### 1) 肝胆疾患（急性肝炎・慢性肝炎・黄疸・胆石症・胆嚢炎・肝硬変・脂肪肝）

季肋部の苦満感や疼痛を訴え，あるいは右肋骨弓下部に抵抗，圧痛がある胸脇苦満症状，悪心，嘔吐，便秘などの症状が認められる場合に用いる．黄疸の場合には茵蔯蒿湯を合方する．

### 2) 慢性胃炎・胃十二指腸潰瘍・胃酸過多症

心窩部のつかえ感，疼痛，あるいは季肋部の苦満感，みぞおちや肋骨弓下部に抵抗感，または圧痛があり，食欲不振，悪心，むねやけ，便秘などの症状を伴う場合に用いる．さらに精神的ストレスにより，怒りやすい，上腹部の痛み，悪心，便秘などがある場合に用いる．

### 3) 高血圧・ノイローゼ・不眠症・自律神経失調症

怒りやすい，胸脇苦満，頭痛，肩こり，めまい，耳鳴り，目の充血や痛み，便秘などの症状を伴う場合にも用いる．

### 4) 急性特発性難聴・急性の耳鳴り

精神的ストレスにより，急に特発性難聴や耳鳴りが現れ，怒りやすい，イライラ，顔が赤い，目の充血，頭痛，便秘などの症状を伴う場合に用いる．

### 5) 脂肪肝

体力が充実した肥満のタイプの人で，胸脇苦満の自覚症状はなく，便秘や肋骨弓下部の抵抗感，圧痛が認められる場合に用いる．

### 6) 急性膵臓炎

発熱，上腹部の膨満感や痛み，肋骨弓下部に抵抗，圧痛があり，食欲不振，悪心，嘔吐，便秘などの症状を伴う場合に用いる．特に浮腫性膵臓炎には五苓散を併用すると効果的である．

**7）その他**

　高脂血症，神経症，糖尿病，蕁麻疹，動脈硬化症，偏頭痛，肩こり，てんかん，急性腎盂腎炎などに用いる．

---

【使用上の注意】
1. 体力がない人，またはやせている人や下痢ぎみの人には投与しない．
2. 下痢，腹痛，食欲不振などの胃腸障害が現れた場合はすぐに中止する．
3. 妊娠および妊娠している可能性のある女性には投与しない．

# 小柴胡湯【傷寒論・金匱要略】
しょうさいことう

【組　　成】柴胡，半夏，黄芩，大棗，人参，甘草，生姜
【適　応　症】寒熱往來，胸脇苦満，食欲不振，悪心，口内が苦い，咽喉の乾燥感，煩悶感，めまい，舌苔は薄白，脈は弦など
【臨床応用】本方は，発熱，熱感と悪寒が交互に現れる(寒熱往來)，みぞおちや両側の季肋部のつかえ感，あるいは圧迫感(胸脇苦満)が著しく，食欲不振，悪心，口内が苦い，咽の乾燥感，目がくらむ，全身倦怠感などの症状を伴う場合に適応する．また寒熱往來はないが季肋部の苦満感を訴え，肋骨弓下部に抵抗感，圧痛があり，食欲不振，悪心，口苦などの症状が認められる場合にも適応する．

※寒熱往來と胸脇苦満が本方を適応するうえでの重要なポイントである．臨床では，食欲不振，悪心，口苦，全身倦怠感などの症状を伴う正虚邪実のものに対して優れた効果が得られる．

### 1) 感冒・流感・扁桃腺炎
　本方は，かぜ，インフルエンザ，扁桃腺炎などの上気道炎症に効果がある．発熱，あるいは発熱と悪寒が交互に現れる(寒熱往來)，頭痛，頭重，食欲不振，悪心，口内が苦い，咽の乾燥感，あるいは痛み，咳，全身倦怠感などがみられる場合に用いる．扁桃腺炎の場合には小柴胡湯加桔梗石膏を用いる．

### 2) 気管支炎・気管支喘息・肺炎
　微熱や熱感と悪寒が交互に現れる(寒熱往來)，みぞおちや両側の季肋部のつかえ感，圧迫感(胸脇苦満)が強く，全身倦怠感，食欲不振，悪心，咳，痰が少ないなどの症状を伴う場合に用いる．

### 3) 慢性肝炎・胆石症・胆嚢炎・肝硬変
　季肋部の苦満感や，肋骨弓下部の抵抗感，圧痛，目がくらむ，全身倦怠感，食欲不振，悪心，口内が苦いなどの症状に用いる．胆嚢炎では，発熱または熱感と悪寒が交互に現れる(寒熱往來)の症状を伴う場合に用いる．

### 4) 胸膜炎・肺結核
　胸膜炎と肺結核患者の多くは微熱と悪寒が交互に現れる(寒熱往來)，両側の季肋部のつかえ感，圧迫感(胸脇苦満)が強く，咳，全身倦怠感などを伴う場合に本剤を用いる．

### 5) てんかん
　本方は，季肋部の苦満感や，肋骨弓下部の抵抗感，圧痛，発作性痙攣，口内が苦いなどの症状がみられる場合に用いるが，必ず桂枝加芍薬湯を合方する．

### 6) 産後発熱(熱入血室)
　産婦は，出血が原因で体が虚弱化するため，外邪を受けやすくいかぜをひきやすい．産後に発熱や悪寒を繰り返し(寒熱往來)，胸脇部や下腹部の痛み，頭痛，口渇，食欲不振などの症状が認められる場合には本方を用いる．

### 7）アレルギー性皮膚炎，慢性湿疹

　発熱，湿疹，皮膚の熱感，かゆみ，胸部の苦満感などの症状がみられる場合には，小柴胡湯＋温清飲を用いる．

### 8）その他

　慢性胃腸障害，自律神経失調症，神経症，中耳炎，乳腺炎，産後回復不全，慢性腎炎，腎盂腎炎，再発性尿路感染症，膵臓炎，慢性胃腸炎，円形脱毛症，帯状疱疹，産後の回復不全，胆汁逆流性胃炎，耳下腺炎，耳管炎，めまいなどに，寒熱往来，胸脇苦満，全身倦怠感などの症状が認められる場合には本方を用いる．

---

【使用上の注意】
1. 手足が熱い，ほてり，のぼせなどの症状が強い場合には投与しない．
2. インターフェロンと一緒には投与しない．
3. 著しく体力が衰えている患者には慎重に投与する．

# 柴胡桂枝湯【傷寒論・金匱要略】

【組　　成】柴胡，半夏，黄芩，人参，甘草，大棗，生姜，桂枝，芍薬
【適 応 症】発熱，微悪寒，身体痛，あるいは四肢の関節痛，微嘔，吐き気，心窩部のつかえ感など
【臨床応用】本方は，微熱がありなかなか治りにくい，やや悪寒，自然発汗があり，関節が痛い，心窩部のつかえ感や疼痛などの症状が認められる場合に適応する．また微熱あるいは熱感があり，精神不安，イライラ，動悸，不眠，自汗，驚きやすい，心窩部の緊張や疼痛あるいは季肋部の苦満感を訴え，肋骨弓下部に抵抗，圧痛があり，食欲不振，疲れやすいなどの症状を伴う場合にも適応する．

### 1）感冒・流感・肺炎

　感冒，流感，肺炎などの熱性疾患の回復期に微熱や熱感が続き，やや悪寒，自然発汗があり，関節痛，頭痛，不眠，食欲不振，疲れやすいなどの症状が現れる場合に用いる．また胃腸が弱い人，あるいはかぜ薬で胃が悪くなり，かぜの症状が残っている場合にも適応する．

### 2）胃十二指腸潰瘍

　本方は，潰瘍の再発予防作用があるため，胃十二指腸潰瘍があり，精神的ストレスが多く，心窩部のつかえ感や痛みを伴う場合に用いる．西洋薬に併用すると，西洋薬の減量や臨床症状の改善に効果がある．

### 3）胆石症・胆嚢炎・肝炎・肝硬変

　右季肋部の苦満感を訴え，肋骨弓下部に抵抗感，圧痛があり，食欲不振，悪心などがある場合には本方を用いる．黄疸を伴う場合には茵陳蒿湯を併用する．

### 4）慢性膵臓炎

　腹痛，腹部膨満，微熱，食欲不振，悪心などの症状がみられる場合に，本方を用いると効果的である．

### 5）心臓神経症・不安神経症・チック症・更年期障害・ヒステリー・不眠症

　精神不安，イライラ，動悸，不眠，自汗，驚きやすい，心窩部のつかえ感や疼痛，あるいは季肋部の苦満感を訴え，食欲不振，疲れやすいなどの症状を伴う場合に用いる．

### 6）てんかん

　本方は，鎮痙や抗てんかん作用があり，芍薬甘草湯を併用すると難治性てんかんに適応する．また抗てんかん薬に柴胡桂枝湯＋芍薬甘草湯を併用すると抗てんかん薬の減量，あるいは中止が期待できる．

### 7）その他

　急・慢性胃炎，潰瘍性大腸炎，筋緊張性頭痛，肋間神経痛，慢性腹膜炎，原因不明の発熱，上腹部不定愁訴などに本方を用いる．

**【使用上の注意】**

1. 心臓病や腎臓病の患者には慎重に投与する．
2. 血圧の高い人，鼻血が出やすい人には投与しない．
3. 妊娠または妊娠の可能性のある人には慎重に投与する．
4. 手足のほてり，のぼせ，潮熱，寝汗がある場合には投与しない．

# 柴胡桂枝乾姜湯【傷寒論・金匱要略】

【組　　成】柴胡，黄芩，栝楼根，桂枝，牡蛎，甘草，乾姜

【適 応 症】

①**半表半裏証**　寒熱往来，頭汗，胸脇苦満とともに，発汗過多による口渇，動悸，尿量減少などの津液不足の症候と，瀉下の誤治による腹痛，腹部の冷え，上腹部膨満などの裏寒の症候を伴うもの，舌質は乾燥，舌苔は少ない，脈は弦細

②**肝鬱化火，胃寒**　イライラする，怒りっぽい，胸脇苦満，不眠，口渇の症候に，腹痛，腹部の冷え，上腹部膨満などを伴うもの，舌質は乾燥，舌苔は少ない，脈は沈弦細

【臨床応用】本方は，悪寒，微熱，気にしやすい，イライラ，胸脇苦満などの症状に，腹痛，腹部の冷え，上腹部膨満などの症状を伴う場合に適応する．

### 1）慢性胆嚢炎・胆石症合併感染

発熱，あるいは微熱が長引き，右季肋部の苦満感や痛み，肋骨弓下部の抵抗感や圧痛，食欲不振，腹部の冷えなどの症状がある場合に本方を用いる．黄疸を伴う場合には茵蔯蒿湯を併用する．

### 2）肝硬変腹水

腹部膨満感，疲労倦怠，腹水，下肢の浮腫，軟便，両脇の脹満や痛み，口苦，口渇，腹部の冷えなどの症状がみられる場合に本方を用いると，諸症状の改善が期待できる．腹水と浮腫が著しい場合には，柴胡桂枝乾姜湯＋五苓散を用いる．黄疸を伴う場合には柴胡桂枝乾姜湯＋茵蔯蒿湯を用いる．

### 3）胸膜炎・胸膜炎後遺症

寒がり，微熱，胸部，または季肋部の苦満感，胸痛などの症状がみられる場合に本方を用いる．胸水を伴う場合には，柴胡桂枝乾姜湯＋五苓散を用いる．

### 4）感冒・インフルエンザ

寒くなったり熱くなったりする（寒熱往来の症候）とともに，発汗過多による口渇，動悸，尿量減少などの津液不足の症候と，下剤による腹痛，腹部の冷え，上腹部膨満感などの裏寒の症状を伴う場合に本方を用いる．

### 5）自律神経失調症・更年期症候群

イライラ，怒りっぽい，胸脇部が脹って苦しい，不眠などの肝鬱化火の症候に，腹痛，腹部の冷え，腹部膨満感などの胃寒の症候を伴う場合には本方を用いる．

### 6）肺結核

微熱や弛張熱を呈し，朝は体温が低く午後から体温の上昇がみられ，眠ると寝汗が出て熱が下がり，動悸，立ちくらみ，不眠，夢が多い，口渇などの症状を伴う場合に本方を用いる．

### 7）その他

胃腸神経症，急・慢性胃炎，不眠症，急・慢性肝炎，神経症，不眠症，更年期障害，気管支炎などの

疾患に，肝鬱化火の症候と胃寒の症候が同時にみられる場合にも本方を用いる．

【使用上の注意】
手足のほてり，のぼせ，口渇や咽喉部の乾燥感などがある場合(陰虚証)には投与しない．

# 柴胡加竜骨牡蛎湯【傷寒論】

【組　　成】柴胡，黄芩，半夏，人参，桂枝，茯苓，牡蛎，竜骨，大棗，生姜

【適 応 症】
①心肝火旺・脾気虚・痰湿　イライラ，怒りっぽい，落ち着かない，驚きやすい，動悸，不眠，夢が多い，のぼせ，胸脇苦満などの心肝火旺の症候に，体がだるくて疲れやすい，食欲不振，悪心，腹部膨満感などの脾気虚，痰湿の症候を伴うもの，舌質は紅，舌苔は黄やや膩，脈は弦数

②少陽病（半表半裏証）　半表半裏証に，イライラ，怒りっぽい，落ち着かない，驚きやすい，動悸，不眠，多夢，胸苦しいなどの心肝火旺の症候を伴うもの

【臨床応用】臨床では，精神不安，イライラ，動悸，不眠，驚きやすい，落ち着かないなどの症状が本方投与のポイントである．

### 1）統合失調症
興奮しやすい，精神不安，驚きやすい，怒りっぽいなどの症候を伴う場合には本方を用いる．抗精神薬を併用することにより症状の早期改善や治癒率の向上などの効果が得られる．

### 2）てんかん
本方は，抗てんかん作用があり，興奮しやすい，精神不安，驚きやすい，不眠，動悸などの症状を伴うてんかんに用いる．抗てんかん薬に本方を併用することにより，西洋薬の減量，臨床症状の改善，再発の防止などの効果が得られる．

### 3）神経症・自律神経失調症
イライラ，怒りっぽい，落ち着かない，驚きやすい，動悸，不眠，夢が多い，のぼせ，胸脇苦満などの症状がある場合には本方を用いる．特にストレスによる高血圧傾向を伴う場合には，本方を用いると有効である．

### 4）不眠症
不眠に，イライラ，怒りっぽい，落ち着かない，驚きやすい，動悸などを伴う場合には本方を用いる．さらに精神不安，食欲不振，元気がないなどの症状を伴う場合には，柴胡加竜骨牡蛎湯＋加味帰脾湯を用いる．便秘を伴う場合には柴胡加竜骨牡蛎湯＋大黄甘草湯を用いる．

### 5）耳鳴り
耳鳴りに落ち着きがない，動悸，不眠などの症状を伴う場合には本方を用いる．特に神経過敏で，精神的ストレスによる耳鳴りに対して有効である．

### 6）甲状腺機能亢進症
動悸，興奮しやすい，落ち着かない，不眠などの症状を伴う場合に用いる．西洋薬を併用することにより臨床症状の早期改善につながる．

### 7) その他

　神経性頭痛，ヒステリー性失明，円形脱毛症，更年期障害，慢性腎炎，慢性肝炎，心臓神経症，発作性頻尿，高血圧などの疾患に，精神不安，イライラ，動悸，不眠，驚きやすい，落ち着かないなどの症状を伴う場合にも本方を用いる．

> 【使用上の注意】
> 1. 本方は，燥性が強いので，ほてり，のぼせ，潮熱，寝汗の陰虚，陰虚火旺の症候を伴う場合には禁止する．
> 2. 血圧が低い人には投与しない．

# 14 半夏瀉心湯【傷寒論・金匱要略】

【組　成】半夏，黄芩，人参，黄連，乾姜，甘草，大棗
【適　応　症】心窩部のつかえ感と膨満感，胸やけ，吐き気，嘔吐などの胃気上逆の症候に，腹鳴，下痢などを伴うもの，舌苔は薄黄で膩苔，脈は弦数
【臨床応用】本方は，心窩部の膨満感とつかえ感を訴え，腹中雷鳴があり，悪心，嘔吐，下痢などが現れる場合に適応する．また精神不安，不眠，食欲不振，胸やけ，口内炎などの症状を伴う場合にも適応する．

### 1) 神経性胃炎・胃腸神経症
精神的ストレスにより心窩部の苦満感やつかえ感を訴え，あるいは心窩部に抵抗感，圧痛があり，悪心，胸やけ，嘔吐などの症状がみられる場合に用いる．食欲不振の場合には六君子湯を合方する．

### 2) 口内炎
口内に炎症や潰瘍があり，痛みが強く，胸やけ，心窩部の膨満感やつかえ感，疼痛を伴う場合に用いる．

### 3) 胃十二指腸潰瘍・急性胃炎・慢性胃炎
心窩部の膨満感や疼痛を訴え，あるいは心窩部に抵抗，圧痛があり，食欲不振，胸やけなどの症状が認められる場合に用いる．

### 4) 妊娠悪阻
妊娠が成立してから数週間後，吐き気，嘔吐，食欲不振などの症状がみられるいわゆる「つわり」に用いる．虚弱体質で食欲不振が著しい場合には六君子湯を合方する．

### 5) 急性膵炎・慢性膵炎
吐き気，嘔吐，上腹部の膨満感や疼痛，あるいは上腹部の抵抗感と圧痛，食欲不振などの症状がみられる場合に本方を用いる．

### 6) その他
小児消化不良，下痢，急性胃痛，消化管腫瘍手術後の下痢，頑固なしゃっくり，急・慢性胃腸炎，潰瘍性大腸炎，過敏性腸症候群，逆流性食道炎などに胃気不和の症候を呈する場合にも用いる．

【使用上の注意】
本方は，燥性が強いので，胃陰虚による悪心，嘔吐がみられる場合には投与しない．

# 黄連解毒湯【外台秘要】 15

**【組　　成】** 黄連，黄芩，黄柏，山梔子

**【適 応 症】** 高熱，熱感，煩燥不眠，狂燥状態，言語錯乱，口や咽喉の乾燥感，鼻出血，吐血，皮下出血，瘡癤などの皮膚化膿症，舌質は紅，舌苔は黄，脈は数で有力など

**【臨床応用】** 本方は，清熱，瀉火，解毒の作用があり，火毒熱盛証に適応する．高熱，熱感，煩燥，咽喉部の腫れや痛み，狂燥状態，鼻出血，局部の赤腫熱痛（瘡癤などの皮膚化膿症），舌質は紅，舌苔は黄，脈は数で有力などが，本方を適応するポイントとなる．

### 1）発熱性疾患（インフルエンザ・日本脳炎・流行性脳脊髄膜炎など）
高熱，顔面紅潮，目の充血，口腔内が苦い，不眠，イライラする，あるいは狂燥状態，言語錯乱，舌質は紅，舌苔は黄，脈は数で有力などの症候がみられる場合に適応する．

### 2）鼻出血
血圧が高い，顔面紅潮，イライラする，怒りっぽい，鼻出血，舌質は紅，舌苔は黄，脈は弦数などを呈する場合に，本方を用いると効果が得られる．

### 3）炎症性の出血
おもに下血，血尿，痔出血などに発熱や熱感などの症状を伴う場合に適応する．

### 4）ウイルス性肺炎
発熱，咳，痰，舌質は紅，舌苔は黄色などの症候がみられる場合に用いる．高熱や呼吸困難があれば麻杏甘石湯を合方する．咳，痰が多い場合には清肺湯を併用する．

### 5）急性腎盂腎炎
発熱，熱感，血尿，頻尿，排尿痛，排尿困難，舌質は紅，舌苔は黄色などの症候がみられる場合に適応する．尿路感染の症状が著しい場合には五淋散を合方する．

### 6）脳血管障害後遺症・脳血管障害性認知症
顔面紅潮，イライラ，怒りっぽい，血圧が高い，舌質は紅，舌苔は黄，脈は弦数などの症候を呈する場合に本方を用いる．

### 7）帯状疱疹
発熱，疱疹が赤くて痛みを伴う場合に用いる．黄連解毒湯を早期に用いると臨床症状の軽減，治療期間の短縮，後遺症の予防などの効果が得られる．

### 8）アトピー性皮膚炎
皮膚に炎症があり，皮膚の熱感，発赤，腫脹などが著しい場合に用いる．皮膚の乾燥やひびわれの場合には温清飲を併用する．症状が軽減すると温清飲のみを用いる．

### 9) その他

急・慢性胃炎，口内炎，胃十二指腸潰瘍，皮膚瘙痒症，皮膚炎，更年期障害，高血圧，神経症，不眠症，二日酔などに用いる．

【使用上の注意】
1. 寒がりや手足の冷えなどの寒証がみられる場合には投与しない．
2. 胃腸が弱く，温かいものを好む患者には不適である．
3. 本方投与中に手足の冷えや寒がりなどの症状が現れると中止する．

# 半夏厚朴湯【金匱要略】 16
（はんげこうぼくとう）

【組　　成】半夏，茯苓，厚朴，蘇葉，生姜
【適 応 症】咽喉部に閉塞感や異物感があり嚥下しても喀出してもとれない，胸部が脹って苦しい，咳，痰，悪心，嘔吐，喘鳴，腹部膨満感，舌苔は白潤あるいは白膩，脈は弦滑
【臨床応用】本方は，咽喉部の閉塞感や異物感，胸部の脹満感，咳，痰，悪心，嘔吐，喘鳴，腹部膨満感などの症候がみられる場合に適応する．

### 1）ヒステリー球（梅核気）・咽喉部の異物感
咽喉部に梗塞感や異物感があり嚥下しても喀出してもとれない，あるいは胸骨後や食道部に梗塞感や異物感があり，気にしやすい，気分がふさぐ，不眠，精神不安などの症状を伴う場合に用いる．

### 2）胃食道逆流症
胸焼け，呑酸，吐き気，嘔吐などの症状がみられる場合に本方を用いる．効果が得られない場合や，胸部の苦満感や胸痛を伴う場合には，半夏厚朴湯＋四逆散を用いる．

### 3）神経性胃炎・胃炎
精神的ストレスにより心窩部の苦満感やつかえ感を訴え，あるいは心窩部に抵抗，圧痛があり，胃痛，吐き気，胸やけなどの症状がみられる場合に用いる．

### 4）気管支喘息
アレルギーが原因で気管支喘息を引き起こし，呼吸困難，喘鳴，胸部の苦満感などの症状を伴う場合に本方を用いる．

### 5）神経症・抑うつ状態・自律神経失調症
気にしやすい，抑うつ状態，精神不安，不眠，胸部の煩悶感，腹部膨満感，吐き気，嘔吐，食欲不振などの症状がみられる場合に用いる．体が弱くて食欲不振を伴う場合には半夏厚朴湯＋六君子湯を用いる．

### 6）その他
過換気症候群，神経性食思不振症，食道神経症，気管支炎，咽喉炎，声帯浮腫，神経性嘔吐，妊娠悪阻，咽喉神経症，放射線治療や化学療法による悪心，嘔吐などに，上述の胃気上逆や痰気鬱結の症候を呈する場合にも用いる．

---

【使用上の注意】
1. 本方は，燥性が強いので，ほてりやのぼせなどの陰虚症がみられる場合には投与しない．
2. 本方は，癌による咽喉部や食道部の閉塞感や異物感に対しては，効果が期待できない．

# 17 五苓散【傷寒論・金匱要略】

【組　成】沢瀉, 茯苓, 猪苓, 白朮, 桂枝
【適 応 症】頭痛, 発熱, 口渇が強く水分を欲し, また水を飲むとすぐに吐く, 尿量が少ない, 舌苔は白, 脈は浮など. むくみ, 浮腫, 胸水や腹水あるいは下痢, 尿量減少など
【臨床応用】頭痛, 発熱, 小便不利, 浮腫などの症状が, 本方を適応するポイントである.

### 1) 急性胃炎・慢性腎炎・尿路感染症

発熱, 小便不利, 浮腫などの症状を伴う場合に本方を用いると, 臨床症状の改善が得られる. 熱くなったり寒くなったりする寒熱往来の症候を伴う場合には柴苓湯を用いる. 浮腫, 蛋白尿, 排尿困難, 疲労倦怠感などの症状を伴う場合には防已黄耆湯＋五苓散を用いる. 慢性腎炎の人で, 浮腫, 腰痛, 腰や下肢の脱力感, 小便不利, 寒がり, 四肢の冷えなどの症状がみられる場合には八味地黄丸＋五苓散を用いる.

### 2) 肝硬変による腹水

腹水, 尿量減少, 浮腫, むくみ, 嘔吐などの症状がみられる場合に本方を用いると, 利水効果が得られる. 食欲不振, 疲労倦怠感などを伴う場合には, 六君子湯＋五苓散を用いる. 寒がり, 腹部の冷え, 温かい飲食物を好むなどの症状を伴うときには, 人参湯＋五苓散を用いる. 黄疸を伴う場合には茵蔯五苓散を用いる.

### 3) 関節水腫

関節が腫れ, 水が溜り, 四肢の浮腫やむくみ, 肢体が重くてだるいなどの症状がみられる場合に適応する. 関節水腫に発熱, 関節痛, 関節局部の熱感, 関節周囲皮膚の紅腫などの症状を伴う場合には, 越婢加朮湯＋五苓散を用いる. 関節水腫に四肢の冷え, 関節局部の冷感, 寒くなると関節痛が悪化するなどの症状を伴う場合には, 薏苡仁湯＋五苓散を用いる. 関節水腫に体がだるくて疲れやすい, むくみや浮腫などの症状を伴う場合には, 防已黄耆湯＋五苓散を用いる.

### 4) 下　痢

下痢, 悪心, 嘔吐などの症状がみられる場合に本方を用いる. 夏に冷たいものを飲食しすぎたことが原因で, 下痢, 嘔吐, 腹部膨満, むくみ, 小便不利などの症状が現れた場合には胃苓湯を用いる.

### 5) その他

ネフローゼ症候群, 急・慢性胃腸炎, 尿路結石, 腎水腫, 腹水, 胸水, 腹部手術後の排尿困難, 脳水腫, めまい, 二日酔い, 頭痛などに浮腫, 小便不利, むくみなどを伴う場合に用いる.

---

【使用上の注意】
1. 本方は, 滲湿利水の作用があるため長期間の投与はしない.
2. 体が虚弱した人には, 補益脾胃の処方を併用すべきである.
3. 大汗や嘔吐による津液欠乏の症候がみられる場合には投与しない.

# 桂枝加朮附湯【吉益東洞経験方】 18

【組　　成】桂枝，芍薬，白朮，附子，甘草，生姜，大棗

【適 応 症】四肢や躯幹の痛み，冷え，しびれ，四肢関節の拘縮，冷痛，腫脹，運動障害などがあり，冷えると増悪し，温めると楽になる．むくみや軽度の浮腫，舌苔は白滑，脈は沈遅

【臨床応用】本方は，四肢の痛み，冷え，しびれ，四肢関節の拘縮，冷痛，腫脹，運動障害，むくみや軽度の浮腫などで，特に上肢あるいは上半身の症状が著しい場合に用いる．

### 1）慢性関節リウマチ・慢性関節炎
　四肢，特に上肢に，関節の腫脹，冷痛，拘縮，運動障害，朝のこわばり，冷えるとこれらの症状が増悪し，温めると楽になる．このような症状がみられる場合に本方を用いる．

### 2）三叉神経痛
　顔面三叉神経の分布区域に，冷感，発作性疼痛，しびれなどがみられ，寒冷により症状が増悪する場合に本方を用いる．

### 3）感冒・インフルエンザ
　悪風，汗がよく出る，身体痛あるいは関節痛，四肢のひきつり，むくみあるいは浮腫，全身疲労倦怠感などの症状を伴う場合に本方を用いる．

### 4）腰痛症
　腰部に冷痛があり，寒がり，手足の冷え，背中や腰部の冷感などがみられる場合に本方を用いる．

### 5）糖尿病性神経症
　糖尿病性神経症に伴う四肢の痛み，しびれ感，冷えなどに，本方を用いると有効である．

### 6）その他
　頸肩腕症候群，肩関節周囲炎，神経痛，変形性関節症，帯状疱疹後神経痛などで，痛み，冷え，しびれ，関節の拘縮，冷痛，腫脹，運動障害，むくみや軽度の浮腫などの寒湿痺証を呈する場合にも用いる．

【使用上の注意】
1. 関節に発赤，腫脹，熱感などがみられる場合には，本方を投与しない．
2. 発熱，高血圧の患者には投与しない．

# 19 小青竜湯【傷寒論・金匱要略】

【組　　成】麻黄，桂枝，半夏，芍薬，五味子，炙甘草，細辛，乾姜

【適 応 症】

①**外感風寒，水飲内停**　咳嗽，呼吸困難，喘鳴，白色で薄い多量の痰あるいは粘液と泡のような痰，くしゃみ，透明で多量の鼻水，鼻閉などの寒痰の症候に悪寒，無汗，頭痛，身体痛，発熱などの表証を伴う．舌苔は白潤，脈は浮緊

②**寒痰の喘咳**　気候が寒くなる，あるいは体が冷えると発作性の呼吸困難，喘鳴，咳嗽，舌苔は白膩などの症候が現れる．

【臨床応用】悪寒，発熱，無汗，咳嗽，痰は稀薄で白く，量は多い，呼吸困難，胸部の苦満感などの症状が本方を適応する際のポイントである．臨床では咳嗽，稀薄な痰，呼吸困難などの症状があれば，発熱や悪寒がなくても本方を加減して適応する．

### 1）気管支喘息・気管支炎

呼吸困難，喘鳴，咳嗽，多量の薄い痰に，発熱，悪寒，頭痛，身体痛，などの表証を伴う場合に本方を用いる．稀薄な痰が多い，胸苦しい，咳嗽などの症状が主であれば小青竜湯＋二陳湯を用いる．呼吸困難が強く，発熱，口渇，イライラなどの症状がみられる場合には，小青竜湯＋麻杏甘石湯を用いる．小青竜湯は気管支平滑筋の痙攣を直接に抑制するので，好酸性白血球増加性喘息にも適応する．難治性気管支喘息と糖尿病の合併症に対しては八味地黄丸を併用する．

### 2）アレルギー性鼻炎

水のような鼻水があり，くしゃみを連発し，体が冷えると症状が増悪する場合には本方を用いる．寒がり，手足の冷えが著しい場合には，小青竜湯＋麻黄附子細辛湯を用いる．

### 3）急性腎炎やネフローゼの浮腫

突発する全身の浮腫や身体が重だるくて痛みがあるなどの症状に悪寒，発熱などの表証を伴う場合に本方を用いる．浮腫が著しい場合には，小青竜湯＋五苓散を用いる．

### 4）その他

感冒，インフルエンザ，急・慢性鼻炎，花粉症，百日咳，急・慢性上気道炎などで，悪寒，発熱，無汗，咳嗽，痰は稀薄で白く量が多い，呼吸困難，胸苦しいなどの症状がみられる場合にも本方を用いる．

【使用上の注意】
1. 本方は，薬性が辛，温，燥であるため，長期間の投与はしない．また空咳や咽喉部の乾燥感などの陰虚症状がみられる場合には投与しない．
2. 発熱，咳嗽，喀血，黄色い痰などの症状がみられる場合には投与しない．
3. 本方は，麻黄が主薬であるため，高血圧，動脈硬化，頻脈などの患者には注意を要する．

# 防已黄耆湯【金匱要略】 20

【組　成】黄耆，防已，白朮，甘草，大棗，生姜
【適 応 症】汗が出る，悪風，浮腫，体が重たい，小便不利，身体が重たい，しびれ，関節の腫れや痛みなど．舌質は淡，舌苔は白，脈は浮
【臨床応用】臨床では，多汗，浮腫，むくみ，小便不利，あるいは身体が重い，しびれ，関節の腫れや痛みなどの症状が，本方を適応するポイントである．

### 1）リウマチ性関節炎・変形性膝関節症・関節痛など
　関節の腫れや痛み，四肢のむくみや浮腫，体が重く疲れやすいなどの症状がみられる場合に本方を用いる．関節の発赤，腫脹，疼痛，局部の熱感を伴う場合には防已黄耆湯＋越婢加朮湯を用いる．関節の冷え，冷痛，腫脹を伴う場合には，防已黄耆湯＋薏苡仁湯を用いる．関節の変形，冷感，痛みが激しく，舌質の紫暗などを伴う場合には防已黄耆湯＋桂枝茯苓丸を用いる．関節の水腫が著しい場合には防已黄耆湯＋五苓散を用いる．

### 2）浮　腫
　本方は，心臓性浮腫，栄養不良性浮腫，非器質性浮腫，腎臓性浮腫などに対して有効である．浮腫，疲労倦怠感，疲れやすい，関節の痛みなどの症状を伴う場合には，防已黄耆湯＋五苓散を用いる．また，浮腫，寒がり，四肢の冷え，食欲不振，軟便や下痢などを伴う場合には防已黄耆湯＋真武湯を用いる．

### 3）多汗症
　汗がよく出る，局部の多汗，疲労倦怠感，むくみ，小便不利などの症状がみられる場合には本方を用いる．

### 4）肥満症
　肥満に，汗がよく出る，水太り，疲れやすい，むくみなどの症状を伴う場合には本方を用いる．

### 5）その他
　慢性腎炎，ネフローゼ，腎水疱，頸椎症，慢性蕁麻疹，痛風，筋炎，甲状腺機能低下などで，多汗傾向，浮腫，むくみ，小便不利，あるいは身体が重だるい，しびれ，関節の腫れや痛みなどの症状がみられる場合にも本方を用いる．

---

【使用上の注意】
1. 本方は，気虚証候による浮腫を治療する処方であり，湿熱，瘀血による浮腫には適応しない．
2. 浮腫に悪心，嘔吐，腹部膨満，下痢などを伴う実証浮腫には適応しない．

## 22　消風散（しょうふうさん）【外科正宗】

**【組　成】** 当帰，地黄，防風，蝉退，知母，苦参，胡麻，荊芥，蒼朮，牛蒡子，石膏，甘草，木通

**【適 応 症】** 皮膚疹の色は赤く，潮紅あるいは全身に雲状斑点状の風疹，かゆみ，滲出物が多い，舌苔は白あるいは黄，脈は浮数有力．

**【臨床応用】** 本方は，疏風，清熱，除湿，養血の４つの治法から構成され，皮膚病を治療する治療法則（疏風清熱法，清熱利湿法，清熱瀉火法，養血潤燥法）を包括しているため，皮膚疾患（湿疹，蕁麻疹，アトピー性皮膚炎，皮膚瘙痒症，薬物性皮膚炎など）を治療する常用方剤として使われる．

### 1）蕁麻疹

熱が出ると，あるいは熱くなると蕁麻疹を発症する場合に用いる．特に入浴後に蕁麻疹が現れる場合に用いると効果的である．

### 2）湿疹・アトピー性皮膚炎

皮膚の発赤，腫れ，かゆみ，滲出物がやや多いなどの症状がみられる場合に用いる．皮膚に熱感があり，赤味が強いときには黄連解毒湯を併用する．皮膚のびらんが強い場合には竜胆瀉肝湯を加える．

### 3）その他

皮膚瘙痒症，薬物性皮膚炎，汗疹，尋常性乾癬，尋常性痤瘡，頑癬などに用いる．

---

**【使用上の注意】**
1. 本方服用中には辛いもの，油っこいもの，酒類，魚介類をひかえる．
2. 本方に含まれる疏風・除湿の生薬が陰血を傷つけるので，気血虚弱の人には慎重に投与する．
3. 寒冷性蕁麻疹の患者には，本方の投与を禁止する．
4. 外用薬を併用すると効果的である．

# 当帰芍薬散【金匱要略】
とうきしゃくやくさん

23

【組　　成】当帰，芍薬，白朮，川芎，茯苓，沢瀉

【適 応 症】顔色が悪い，皮膚につやがない，手足のしびれ，筋の痙攣，頭痛，月経痛，月経不順，月経量が少ない，月経が遅れるなどの血虚の症候に，食欲不振，腹痛，むくみ，四肢の冷え，泥状便，あるいは水様便，白色帯下，尿量が少ないなどの脾虚湿滞の症候を伴うもの，舌質は淡胖，舌苔は白，脈は細あるいは軟滑など

【臨床応用】本方は，顔色が悪い，皮膚につやがない，手足のしびれ，筋の痙攣，頭痛，月経不順，食欲不振，腹痛，むくみ，四肢の冷え，泥状便あるいは水様便，白色帯下，尿量が少ないなどの症状を伴う場合に適応する．

### 1）不妊症

　本方は，滋養強壮，内分泌機能調整，子宮機能調整などの効能があるため，種々の原因で引き起こる不妊症に対して有効である．特に子宮発育不全，卵巣機能低下，続発性無月経，黄体ホルモン低下などによる不妊症で，全身疲労倦怠感，四肢の冷え，むくみ，月経不順，無月経，月経痛などの症状を伴う場合に本方を用いると，諸症状の改善とともに妊娠する可能性がある．

### 2）習慣性流産

　本方は，胎児に対する副作用や毒性がなく，安全性が高い．特に流産しやすいものに適応する．流産予防の目的で妊娠3～4カ月から本方を用いるとよい．

### 3）妊娠中の浮腫・妊娠中毒症・子癇前駆症

　本方は，血液粘稠度の低下作用，利尿作用があるため，妊娠中の浮腫，妊娠中毒症に対して優れた効果がある．妊娠中の浮腫が著しい場合には，当帰芍薬散＋五苓散を用いる．妊娠嘔吐が著しいときには当帰芍薬散＋小半夏加茯苓湯を用いる．

### 4）月経痛・月経不順・月経困難

　本方は，月経痛や月経不順などによく使用される代表処方の1つである．特に虚弱体質，貧血，顔色の蒼白や萎黄，あるいは灰暗，色素の沈着，皮膚につやがない，四肢の冷え，腹痛，疲労倦怠感などの症状を伴う場合に優れた効果がある．

### 5）不正性器出血

　不正性器出血があり，四肢の冷え，寒がり，むくみ，浮腫，疲れやすい，貧血などの症状を伴う場合に用いる．特に無排卵の人に対して効果が高い．

### 6）更年期障害

　更年期障害に伴う四肢の冷え，頭痛，腰痛，食欲不振，肩こり，疲労倦怠感などの症状がみられる場合に本方を用いる．女性ホルモン剤に併用することでホルモン剤を減量できる．

### 7) 冷え症

　冷え症は女性科外来でよく診られる症状の1つであり，自律神経失調症，心身症，更年期障害などの疾患によくみられる．軽症では四肢の冷えや寒がりなどがみられるが，重症では，腹部や腰部の冷えや痛みもみられる．夏でも全身の寒冷感が強く足が冷たくて靴下を履かないと眠れないものもいる．本方は，特に顕性，非顕性の浮腫があり，このために血行が障害されて冷えるものに対して優れた効果が得られる．胃の冷えで悪心，嘔吐を伴う場合には，当帰芍薬散＋呉茱萸湯を用いるが，下腹部が冷えて腹痛，下痢，腰痛などを伴う場合には，人参湯あるいは真武湯を合方する．

### 8) 帯　下

　水太りのタイプで四肢の冷えや寒がりなどの症状を伴い，白色半透明の多量の帯下がみられる場合に本方を用いる．

### 9) 老年性認知症・脳血管性認知症

　臨床では，本剤を用いることにより患者の記憶障害，睡眠障害，書字能力，抑うつ気分，精神症状などに改善がみられる．ただし，本剤は顔色が悪い，皮膚につやがない，疲れやすい，疲労倦怠感，四肢の冷え，食欲不振などの虚証の症状を伴う場合には効果があるが，ほかのタイプに対しては著しい効果は期待できない．

### 10) その他

　自律神経失調症，胃腸神経症，貧血，慢性腎炎，頭痛，めまい，半身不随，心臓弁膜症，しみ，慢性肝炎，卵巣機能不全，卵巣水腫，子宮内膜症，胎位異常などの疾患に，疲れやすい，四肢の冷えやしびれ，むくみ，あるいは浮腫，水太り，食欲不振，軟便あるいは下痢などの血虚，脾虚，湿盛の症候を伴う場合に用いる．

---

【使用上の注意】
1. 手足のほてりやのぼせ，潮熱などの陰虚症候がみられる場合には投与しない．
2. 投与中にインフルエンザや感冒などを患い，発熱を伴う場合には中止する．

# 加味逍遥散【和剤局方】 24

【組　　成】当帰，芍薬，白朮，茯苓，柴胡，甘草，牡丹皮，山梔子，生姜，薄荷
【適 応 症】胸脇部が脹って苦しい，憂うつ感，イライラ，怒りっぽい，頭痛，潮熱，顔面の紅潮，口や咽喉部の乾燥感，疲れやすい，女性では，月経不順，月経痛，月経前の乳房脹痛，下腹部の脹痛，無月経など．舌質は紅，舌苔は薄黄，脈は弦細数
【臨床応用】臨床では，本方を適応する際に肝気鬱結，肝鬱化火の病態を把握しなければならない．胸脇部が脹って苦しい，憂うつ感，イライラ，怒りっぽい，頭痛，潮熱，顔面の紅潮，口や咽喉部の乾燥感，疲れやすいなどの症状が，本方を適応するポイントである．

### 1）自律神経失調症・抑うつ症・ヒステリー・神経症

本方は，精神的緊張や情緒変動による自律神経系の緊張を緩和し，抑うつの気持ちを和らげる効能があるため，イライラ，怒りっぽい，興奮しやすい，憂うつ感，潮熱などの症状を抑える作用がある．特に気にしやすい女性（肝気鬱結の病態になりやすいタイプ）で，精神不安，のぼせ，イライラ，肩こり，抑うつ，不眠や睡眠リズムの乱れ，腹部膨満感などの不定愁訴を伴う場合には効果が高い．

### 2）更年期障害

本剤は，血中黄体形成ホルモン（LH）と卵胞刺激ホルモン（FSH）の量を抑制し，卵巣機能低下に対して女性ホルモン様の働きをすることで卵巣や黄体の機能を改善する．また自律神経系の興奮（肝鬱化火）を鎮めるなどの効能があるため，更年期不定愁訴の治療にも有効である．具体的には，発汗，のぼせ，頭痛，頭重感，冷え症，抑うつなどの症状に優れた効果を認め，肩こり，疲れやすい，疲労倦怠感，めまい，神経痛，背中の痛みなどにも効果がある．

### 3）月経不順・月経痛・不正性出血・月経前期症候群

気にしやすい，くよくよ考えすぎる，また，精神的ストレスなどは，肝気の流れを阻害し，肝気鬱結の病態をもたらし，さらに沖脈・任脈と胞宮（視床下部―脳下垂体―性腺軸，卵巣，子宮）へ影響を及ぼすため，月経不順などの病気を引き起こす原因となる．そこで肝気鬱結の病態を改善することが諸月経疾患の治療に対する重要な治療法と考えられる．本剤は肝気鬱結の病態を改善する基本的処方であり，諸月経疾患に胸が苦しい，抑うつ感，イライラ，頭痛，潮熱，のぼせ，肩こり，疲れやすいなどを伴う場合に用いる．

### 4）乳腺症・慢性乳腺炎

気にしやすい，月経前期に乳腺の脹痛，イライラ，抑うつ感，疲れやすいなどの症状を伴う場合に適している．

### 5）慢性肝炎

本方は，肝庇護作用があり，慢性肝炎の治療に用いる．右側季脇部に脹痛があり，気にしやすい，上腹部膨満感，イライラ，怒りっぽい，疲労倦怠感，疲れやすいなどの症状を伴う場合に本方を用いると，諸症状の解消や肝機能の改善などが期待できる．

### 6）微　熱

　慢性疾患に微熱があり，下がりにくい場合に用いる．特に肝鬱血虚型の消化吸収機能の低下や内分泌系の失調の状態で，自律神経失調がみられるタイプに，微熱，疲労倦怠感，疲れやすい，上腹部膨満感，イライラ，精神不安，不眠などの症状を伴う場合に本方を用いる．

### 7）肩こり

　肩こりは女性の更年期によくみられる症状で，特に精神的ストレスが加わると増悪することが多い．臨床では，肩こりに，頭痛，不眠，イライラ，のぼせ，疲労倦怠感などの症状を伴う場合に適応する．

### 8）眼科疾患

　中医学では，肝は目に関連があり，肝気鬱結や肝火上炎などによって目が悪くなると考えているため，眼疾患を治療する際には，肝のバランスを修正する必要があるといわれる．本方は，疏肝解鬱，気血調整の効能があり，多種多様な眼疾患に肝鬱血虚・化火の症候がみられる場合に用いる．

### 9）皮膚科疾患

　本方は，更年期肝斑（しみ），黒皮症，慢性蕁麻疹，月経前のニキビなどの皮膚疾患に，疲れやすい，肩こり，頭痛，不眠，イライラ，潮熱，気にしやすいなどの症状を伴う場合に用いると，症状を改善する．

### 10）その他

　慢性甲状腺炎，過敏性腸症候群，胃十二指腸潰瘍，神経性胃炎，神経性下痢，胆嚢炎，胆石症，不妊症，産後不眠症，統合失調症，児童視神経萎縮，皮質性失明，視神経炎，中心性網膜炎，網膜中央静脈梗塞，老年性白内障，化膿性角膜潰瘍などの疾患に，憂うつ気分，イライラ，怒りっぽい，頭痛，潮熱，顔面の紅潮，口や咽喉部の乾燥感，疲れやすいなどの症状を伴う場合に用いる．

【使用上の注意】
1. 妊婦および妊娠している可能性のある女性には，慎重に投与する．
2. 胃腸が虚弱しているもので下痢や腹痛を起こす恐れがある人には，慎重に投与すべきである．

# 25 桂枝茯苓丸【金匱要略】

【組　　成】桂枝，茯苓，芍薬，桃仁，牡丹皮
【適 応 症】
① **女性瘀血証**　下腹部の腫瘍，月経困難，月経痛，無月経，不正性器出血，子宮内膜症などに下腹部の疼痛や圧痛や抵抗感などの症状を伴うもの，舌質は紫暗，あるいは瘀斑，脈は渋，あるいは弦
② **血瘀証**　(男女を問わず一般的な瘀血状態に使用可能)　四肢のしびれや痛み，冷え，静脈の拡張や蛇行，皮膚の瘀斑，関節の痛み，打撲による瘀血，頭痛，肩こりなどの一般的な瘀血症候があるもの，舌質は紫暗，あるいは瘀斑，脈は渋，あるいは弦

【臨床応用】女性瘀血証(下腹部の腫瘍，月経困難，月経痛，無月経，不正性器出血，子宮内膜症など)に対して，下腹部の疼痛や圧痛や抵抗感などの症状を伴う場合に適応する．
　　　　　　また，一般的な瘀血の症候(四肢のしびれや痛み，冷え，静脈の拡張や蛇行，皮膚の瘀斑，打撲による瘀血，肩こり，半身不随など)を認めれば男女を問わず本方を適応する．

## 1) 女性瘀血証(月経困難・月経痛・無月経・不正性器出血・子宮内膜症・子宮筋腫や卵巣腫瘍の初期・産後子宮復古不全・死胎・骨盤内炎症・乳腺腫瘍など)

　下腹部の痛みや冷え，局部の圧痛や抵抗感，四肢の冷え，舌質の紫暗あるいは瘀斑，舌の裏に静脈の拡張や蛇行などの瘀血症候を認める場合に本方を用いる．

## 2) 四肢のしびれや痛み

　四肢のしびれや痛み，手足の冷え，寒がり，舌質の紫暗あるいは瘀斑などの症状がみられる場合に本方を用いる．体がだるくて疲れやすいなどの症状を伴う場合には，防已黄耆湯＋桂枝茯苓丸を用いる．また胃腸が弱い，体がだるくて疲れやすい，食欲不振などの症状を伴う場合には，六君子湯＋桂枝茯苓丸を用いる．さらに胃腸が弱い，腹部の冷えや冷感などの症状を伴う場合には，人参湯＋桂枝茯苓丸，あるいは附子理中湯＋桂枝茯苓丸を用いる．

## 3) 変形性膝関節症・リウマチ性関節症

　関節の痛みが激しい，夜になると痛みで眠れない，関節の冷えなどの症状がみられ，さらに局部を温めると痛みが軽減する場合には，桂枝茯苓丸＋薏苡仁湯を用いる．また疲労倦怠感を伴う場合には桂枝茯苓丸＋防已黄耆湯を用い，関節水腫を伴うときには桂枝茯苓丸＋五苓散を用いる．

## 4) 慢性前立腺炎・前立腺肥大

　排尿困難，排尿後の不快感，残尿感，舌質の紫暗あるいは瘀斑などの症候がみられる際には，桂枝茯苓丸＋猪苓湯を用いる．腰や下肢の脱力感，腰痛などの症状を伴う場合には，桂枝茯苓丸＋八味地黄丸を用いる．

## 5) 慢性多発性神経炎

　手足末梢のしびれ，痛み，冷え，舌質の紫暗あるいは瘀斑などの症候を伴う場合に本方を用いる．手のこわばりやむくみ，体の疲労倦怠感を伴う場合には，桂枝茯苓丸＋防已黄耆湯を用いる．

## 6）坐骨神経痛・強直性脊椎炎・脊椎狭窄症

　腰椎間板ヘルニアやすべり症が長引き，下肢のしびれや痛みがあり，夜になると痛みで眠れない，手足の冷え，下肢の脱力感，舌質の紫暗あるいは瘀斑などの症候を認める場合には，桂枝茯苓丸＋牛車腎気丸を用いる．

## 7）脳梗塞・脳出血後遺症

　半身不随，麻痺側の上肢あるいは下肢にしびれ，痛み，浮腫，冷えなどの症状がみられる場合に，本方を用いる．胃腸が弱くて食欲不振がみられる場合には，桂枝茯苓丸＋六君子湯を用いる．

## 8）痔疾患

　痔や痔核などにより，肛門部の腫れ，疼痛，痔核が腫れて色が紫暗で痛みが強い場合には，桂枝茯苓丸＋乙字湯を用いる．産後の痔疾，会陰切開縫合部の局所の疼痛に対しても応用できる．

## 9）その他

　慢性腎炎，レイノー症候群，閉塞性血栓血管炎，血栓性静脈炎，下肢静脈瘤，全身性進行性硬化症，肩こり，冷え症，頭痛，打撲，筋肉痛，腰痛症，慢性肝炎などの疾患に，四肢の冷え，舌質の紫暗あるいは瘀斑，舌の裏側に静脈拡張や蛇行，皮膚の瘀斑などの瘀血症候がみられる場合にも本方を用いる．

---

**【使用上の注意】**
1. 妊婦には本方の投与を禁忌する．
2. 出血疾患や月経量過多の患者には慎重に投与する．
3. 空咳や咽喉部の乾燥感などの陰虚症状がみられる場合には投与しない．
4. 著しく体力の衰えている患者や胃腸の弱い患者には慎重に投与する．

# 桂枝加竜骨牡蛎湯【金匱要略】 26

【組　　成】桂枝，芍薬，竜骨，牡蛎，甘草，大棗，生姜
【適 応 症】不安感，不眠，頭のふらつき，潮熱，動悸，煩燥，驚きやすい，多夢，口唇や口の乾燥感，疲れやすい，舌質は淡，舌苔は薄白やや乾燥，脈は浮弱あるいは芤，微，動など
【臨床応用】本方は，「金匱要略」で男性の夢精，女性の夢交を治療する処方であり，神経症や自律神経失調症などの多種疾患に，陰陽両虚，気血不足，虚陽浮越の症候がみられる場合に用いる．

### 1) 性的神経衰弱
男性の夢精・女性の夢交に対する第一選択処方として用いる．特に陰陽両虚や陽不固，陰不守によって夢精，夢交の症候が現れる場合には，優れた効果が得られる．また陰陽両虚による男性性機能障害で，射精不能，陽萎，早漏などの症状がみられるときにも応用できる．

### 2) 不　眠
不眠の患者で，神経過敏，精神不安，よく目が覚める，睡眠が浅いなどの症状を伴う場合に用いる．特に陰陽失調，営衛不和，陰虚陽浮による不眠に対する効果が高い．

### 3) 心臓神経症
動悸，不整脈，疲労倦怠感，疲れやすい，寝汗，手足の冷えなどの症状がみられる場合に本方を用いる．

### 4) 多汗症
自汗（何をしなくても汗がよく出る，あるいは少し動くと汗が出る），寝汗，半身のみに汗がよく出る，顔や手足などの局部に汗がよく出る，産後の多汗などに本方を用いる．遺精，あるいは性行為過多による寝汗に対しても優れた効果がある．

### 5) 自律神経失調症
自律神経失調症のもので，全身疲労倦怠感，不眠，疲れやすい，肩こり，動悸，頭痛，頭重，汗がよく出る，精神不安，緊張感，神経過敏などの症状を伴う場合に本方を用いる．

### 6) 小児夜尿症
体質虚弱の小児で夜尿症に元気がない，やせて顔色が悪い，寒がり，驚きやすい，神経過敏，不安感などの症状を伴う場合に用いる．

### 7) その他
慢性腸炎，前立腺肥大，慢性前立腺炎，過敏性腸症候群，円形脱毛症，夢遊症，めまい，蕁麻疹，小児肺炎などの疾患に，神経過敏，精神不安，潮熱，口の乾燥感，動悸，多夢などの症状がみられる場合にも本方を用いる．

【使用上の注意】
1. 本方投与中に発疹，かゆみなどの過敏症状が現れた場合には，ただちに中止すべきである．
2. 高血圧，顔面の紅潮，怒りやすい人には投与しない．

# 麻黄湯【傷寒論】 27

【組　　成】麻黄，桂枝，杏仁，甘草
【適　応　症】悪寒，発熱，頭痛，身体痛，無汗，咳あるいは呼吸困難，鼻塞，鼻水，舌苔は薄白，脈は浮緊
【臨床応用】本方は，風寒の邪気が身体に侵入したことによって起こる風寒表実証に適応する．臨床では悪寒，発熱，無汗，喘息，脈の浮緊などの症候が本方を適応するポイントである．

### 1）感冒・インフルエンザ

悪寒，発熱，無汗，身体痛，頭痛など外感風寒の表実証に用いる．服用後，汗が出て症状が改善され次第使用を中止する．発汗後もなお症状が改善されない場合には，発汗過多の恐れがあるため桂枝湯に変方する．

### 2）気管支喘息・気管支炎

本方には麻黄，杏仁が配合されているため，感冒・インフルエンザを罹患していないが悪寒，咳，喘息を主とする肺の症状に適している．炎症がみられる場合には，清肺湯や抗菌薬を併用する．

### 3）寒冷性蕁麻疹

気候が寒くなる，あるいは冷たいものを飲食することによって，蕁麻疹を誘発，増悪する場合には，麻黄湯＋桂枝湯（麻黄桂枝各半湯）を第一選択処方として用いる．

### 4）腎　炎

急性腎炎に発熱，浮腫，尿量減少などの症状がみられる場合に用いる．本方は解表剤であるが，麻黄の利水作用は浮腫の初期に効果がある．特に小児の急性腎炎に表証を伴う場合には，麻黄湯本来の発汗解表作用によって表証を治療しながら水邪を体外に排出する．浮腫が著しい場合には五苓散を合方する．

### 5）乾　癬

麻黄湯に四物湯を併用して，小児乾癬に用いる．成人の乾癬には著しい効果が期待できない．

### 6）結節性紅斑

麻黄湯＋小柴胡湯を用いて結節性紅斑の治療に使用する．

### 7）その他

小児夜尿症，急・慢性鼻炎，アレルギー性鼻炎，凍瘡，坐骨神経痛，冷え症，関節炎などの疾患にも麻黄湯を用いる．

【使用上の注意】
1. 本方は，発汗作用が強いため，外感風寒の表実証に適している．汗出が多い表虚証，体質虚弱の表証，産後の表証に用いてはならない．
2. 本方を服用した後は，布団を掛け，温かいものをとり，発汗を促す．
3. 本方は，解表剤であるため，単方の長期服用を禁忌する．
4. 本方を投与した後，発汗が認められ次第使用を中止する．

# 28 越婢加朮湯【金匱要略】

【組　　成】麻黄，石膏，白朮，甘草，生姜，大棗
【適 応 症】悪風，口渇，発汗，浮腫，むくみ，尿量減少，舌苔は薄黄，脈は浮
【臨床応用】本方は，風水，風湿の邪気が体に侵入し，悪風，口渇，発汗，浮腫，むくみ，尿量減少などを生じる場合に適応する．臨床では急性腎炎，急性関節炎，変形性膝関節症，リウマチ性関節症などに用いる．

## 1）急性関節炎・変形性膝関節症・リウマチ性関節症

関節の炎症が増悪し，関節の発赤，腫脹，疼痛，熱感があり，その痛みは患部を冷やすと軽快する，または発熱，発汗，口渇などの症状を伴う場合に用いる．関節の発赤，熱感，疼痛，腫脹などが本方投与のポイントである．

本方は，清熱，利水，散風の作用があり，関節の炎症を伴う場合に用いる．たとえば，かぜをひき，手足の小さな関節，あるいは四肢の関節が赤く腫れ痛みがあり，発熱などを伴う場合に，あるいは関節の慢性炎症が増悪する場合に越婢加朮湯を用いると炎症を抑え，痛みも緩和する．急性関節リウマチ，あるいは慢性関節リウマチに伴う疼痛，腫脹，発赤，熱感などの症状に適応する．ただし，四肢や関節の冷え，関節を触ると冷たいタイプには適応しない．関節の疼痛，腫脹，発赤，熱感があるが，体や手足が冷える寒熱挟雑のタイプには，越婢加朮湯＋防已黄耆湯を用いる．

## 2）アレルギー性鼻炎

身体の熱感，鼻部の熱感，粘膜が赤いなどの症状がみられる場合に用いる．特に鼻粘膜が赤く，腫れ，鼻水が多いなどの症状に有効であり，花粉症やアレルギー性鼻炎にもよく用いる処方である．

## 3）その他

腎炎，ネフローゼ症候群，痛風，気管支喘息，急・慢性結膜炎，蕁麻疹，湿疹，夜尿症，リウマチ性紫斑病などの疾患にも本方を用いる．

---

【使用上の注意】
1. 四肢や関節の冷え，関節を触ると冷たいタイプには適応しない．
2. 発汗しやすいタイプには適応しない．
3. 投与中に寒がり，冷え症状が現れた場合には中止する．

# 29 麦門冬湯【金匱要略】

【組　成】麦門冬，半夏，人参，甘草，粳米，大棗

【適応症】
① 肺陰不足　空咳，激しい咳こみ，痰が粘稠で切れにくい，口や咽喉部の乾燥感，咽喉や気管支の刺激感，舌質は紅で乾燥，舌苔は少ない，脈は細など
② 胃陰不足　胃痛，口渇，口や咽喉部の乾燥感，嘔吐，舌質は紅で乾燥，舌苔は少ない，脈は細など

【臨床応用】空咳，少量の粘稠痰あるいは無痰，口や咽喉部の乾燥感，気管支の刺激感などの症状が，本方を適応するポイントである．

1) 呼吸器系疾患の喀痰困難や難治性咳嗽（急・慢性気管支炎・上気道感染症・肺炎の回復期・肺結核など）

　空咳，痰が少ないあるいは痰が粘稠で切れにくい，咽喉部や気管支の乾燥感などの症状がみられる場合に本方を用いる．特に空咳，コデイン抵抗性・難治性咳嗽に対して優れた鎮咳効果が得られる．

2) 口腔・咽喉乾燥症

　咽喉部や口腔の乾燥感や痛み，唾液が少ない，嗄声などの症状がみられる場合に本方を用いる．

3) 慢性萎縮性胃炎

　胃痛，呑酸，心窩部の不快感，常に空腹を訴えるなどの症状がみられる場合には本方を用いる．

4) その他

　間質性肺炎，気管支拡張症，かぜ症候群，糖尿病，薬物性口渇，声帯ポリープ，慢性咽喉炎，虚熱による梅核気（咽喉や食道の異物感），胃潰瘍，塵肺などで空咳，痰が切れにくい，咽喉部や口の乾燥感などの陰虚症候を呈する場合にも本方を用いる．

---

【使用上の注意】
1. 本方は痰が多い人には適応しない．
2. 本方は，消炎の効果が弱いため，発熱や炎症がある場合には，抗菌薬を併用すべきである．

# 真武湯【傷寒論】

**【組　　成】** 附子，茯苓，白朮，芍薬，生姜
**【適 応 症】**
① **腎陽虚，水湿内停**　小便不利（尿量減少，排尿困難），肢体の浮腫，四肢が重だるく痛む，寒がり，四肢の冷え，腹痛や下痢，舌質は淡，舌苔は白滑，脈は沈細など
② **過汗傷陽**　表証を過度に発汗させ，発熱，心窩部の動悸，めまい，筋肉がピクピクとひきつる，ふらつきなど
**【臨床応用】** 小便不利，浮腫あるいはむくみ，四肢が重だるい，冷えや寒がりなどの症状が，本方を適応するポイントである．

### 1) 腎性浮腫・心性浮腫・甲状腺機能低下による浮腫
全身，あるいは四肢の浮腫，むくみ，小便不利，肢体の沈重感，寒がり，冷えなどの症状を伴う場合に本方を用いると，臨床症状の改善がみられる．

### 2) 慢性下痢
腹痛，腹部の冷感，下痢，口渇がないなどの症状がみられる場合には，本方を用いる．普段より四肢の冷えや寒がりがあり，毎朝夜明けになると何回となく下痢をする人（五更瀉）に適応する．腹部の冷え，疲れやすいなどの症状を伴う場合には，真武湯＋人参湯を用いる．

### 3) リウマチ性関節炎
四肢関節に痛みや冷感があり，肢体の冷え，浮腫などの症状を伴う場合には，真武湯＋防已黄耆湯を用いる．

### 4) 慢性腎炎・ネフローゼ症候群
排尿困難，全身浮腫，四肢が重くてだるい，蛋白尿，寒がり，四肢の冷えなどの症状がみられる場合に本方を用いる．

### 5) その他
めまい，難治性多尿，慢性胃腸炎，慢性腸炎，過敏性腸症候群，胃腸虚弱，消化不良，自律神経失調症，慢性甲状腺機能低下症などの病気があり，加えて浮腫やむくみ，寒がり，四肢の冷え，小便不利，下痢，あるいは軟便などの脾腎陽虚の症状がみられる場合にも本方を用いる．

---

**【使用上の注意】**
1. 本方は陽虚による浮腫を治療する処方であり，実証の浮腫や気滞による浮腫には不適である．
2. 発熱，あるいは手足のほてり，のぼせなどの陰虚内熱の症候がみられる場合には投与しない．

# 31 呉茱萸湯【傷寒論・金匱要略】

【組　　成】呉茱萸，人参，大棗，生姜
【主　　治】
① 胃中虚寒　悪心，嘔吐，食欲不振，上腹部のつかえ感あるいは膨満感，胃痛，食べると吐き気や嘔吐がある，唾液やよだれが多い，舌質は淡，舌苔は白滑，脈は沈細遅
② 厥陰頭痛　頭頂部や側頭部の頭痛，悪心，乾嘔あるいは嘔吐，唾液やよだれが多い，手足の冷え，舌質は淡，舌苔は白滑，脈は沈弦遅
③ 少陰吐利　嘔吐，下痢，手足逆冷（手足の冷えがひどい），煩燥，脈が細微など

【臨床応用】本方は，悪心，嘔吐，食欲不振，唾液やよだれが多い，頭頂部や側頭部の頭痛，手足の冷えなどの症状を認める場合に適応する．

## 1）頭　痛

本方は，習慣性頭痛，偏頭痛，神経性頭痛，筋緊張性頭痛などによく用い，特に嘔吐，冷えなどを伴う頭痛に対して効果がある．臨床では，嘔吐，唾液やよだれが多い，手足の冷え，冷たいものを飲食すると頭痛が現れるなどの陰寒症候を伴うものに適応する処方である．

## 2）神経性嘔吐

神経性嘔吐は，胃腸の器質性病変がなく，自律神経の乱れで起こる症状であると考えられる．臨床では，悪心，嘔吐に上腹部のつかえ感や不快感，食欲不振，胃部を温めると楽になる胃虚寒の症候が現れる場合に本方を用いると効果的である．

## 3）めまい

嘔吐が主症状とするめまいに，食べるとすぐ吐く，四肢の冷え，疲労倦怠感等を伴う場合に本方を用いると，嘔吐やめまいを抑制する．

## 4）過敏性腸症候群

悪心，嘔吐，下痢，腹部の冷感，四肢の冷えなどの症状がみられる場合に本方を用いる．

## 5）その他

急・慢性胃腸炎，妊娠嘔吐，慢性腎炎尿毒症の嘔吐，幼児幽門痙攣による嘔吐，慢性下痢，吃逆，神経症などの疾患に悪心，嘔吐，食欲不振，唾液やよだれが多い，手足の冷えなどの症状を認める場合にも本方を用いる．

【使用上の注意】
1. 本方の薬性は温性に偏っているため，熱性疾患による嘔吐，急性胃炎による胃痛や嘔吐には投与しない．
2. 高血圧による頭痛，発熱の頭痛には投与しない．

# 人参湯【傷寒論・金匱要略】 32

【組　　成】人参，乾姜，甘草，白朮
【適 応 症】
①**脾胃虚寒**　食欲不振，口渇がない，腹痛，腹部膨満感，下痢，悪心，嘔吐，四肢の冷え，舌苔は淡白，脈は沈遅で無力など
②**陽虚不摂血**　鼻出血，血便，不正性器出血などがみられ，顔色が悪く蒼白で，元気がない，疲れやすい，脈は細，あるいは虚大無力など
③**小児の虚弱体質および病後の流涎**　小児の虚弱体質は先天の不足，後天の失調，または病中に寒涼のものを過量に摂取する，あるいは大病後に栄養補充の不足により体力の回復が遅れたことが原因と考えられる．臨床ではやせ，腹部や手足の冷え，嘔吐，下痢，元気がない，食欲不振などの症状がみられる場合に処方する．

【臨床応用】本方は，脾胃虚寒証を治療する方剤である．食欲不振，口渇がない，腹痛，腹部膨満感，下痢，悪心，嘔吐，四肢の冷え，温かい飲食物を好むなどの症状が，本方を適応するうえでの重要なポイントである．またすべての中気虚損，暴受風寒，霍乱吐利あるいは飲食不節の脾胃虚寒の証も本方で治療する．

### 1）慢性萎縮性胃炎・胃十二指腸潰瘍
上腹部に痛みがあり，その部位を温めると痛みが軽減するが，冷たいものを飲食すると痛みが増幅するのが特徴である．また胃の痛みや不快感に食欲不振，腹部膨満，四肢の冷えなどの症状を伴う場合に本方が適応する．胃内視鏡検査の所見は萎縮性胃炎があり，潰瘍の色が淡白で粘膜の色が紫暗であることが特徴である．

### 2）慢性結腸炎・潰瘍性大腸炎
下痢，腹痛があり，腹部の冷え，温かい飲食物を好む，全身倦怠感，食欲不振などの症状を伴う場合に適応する．

### 3）慢性下痢
臨床では胃腸の炎症はみられないが下痢がなかなか止まらない．特に冷たい飲食物をとると下痢がひどくなる，また腹部や四肢の冷え，腹痛，体が疲れやすい，食欲不振などの症状を伴う場合に本方を用いる．さらに毎朝夜明け方になると数回にわたり水様の下痢をし，腹部の冷え，冷痛，疲れやすい，疲労倦怠感などを伴う場合（五更瀉）には，人参湯＋真武湯を用いる．

### 4）男性不妊症
男子では精子の量が少ないあるいは精子の活動率が低く，腰痛，腰や下肢の脱力感，四肢の冷え，寒がりなどの症状を伴う場合には，人参湯＋八味地黄丸を用いる．

### 5）慢性腎不全
腰部や四肢の冷え，尿量減少，食欲不振などの症状がみられる場合には，人参湯＋大黄甘草湯を用いる．

## 6) その他

急・慢性胃腸炎，上部消化管機能異常，急・慢性胃炎，慢性腎炎，貧血症，術後の体力低下などに脾胃虚寒の症候を認める場合にも本方は適応する．

---

【使用上の注意】
1. 本方は温燥の性質をもつため，手足のほてりやのぼせ，潮熱などの陰虚内熱の症状がみられる場合には投与しない．
2. 発熱がある患者には投与しない．

# 大黄牡丹皮湯【金匱要略】 33

【組　　成】大黄，牡丹皮，桃仁，冬瓜子，芒硝
【適 応 症】腸癰（虫垂炎）初期に，右下腹部の疼痛，圧痛，抵抗があり，しばしば悪寒，発熱，発汗，右下肢を屈曲する，舌苔は薄黄あるいは黄膩，脈は弦数または滑数など
【臨床応用】本方は，瀉下，清熱，活血の効能があり，特に瀉下作用が強い．臨床では急性盲腸炎に効果があり，ほかの腹部炎症に対しても効果がある．

### 1）急性虫垂炎

本方は，腸癰（虫垂炎）を治療する名方として広く知られている．おもに腸癰の初期で化膿していないものに用いるが，臨床では化膿がある場合でも症状改善の効果が得られている．特に急性単純性虫垂炎の初期に優れた効果がある．抗菌薬を併用するとさらに効果が高まる．服用方法としては，4時間ごとに1回投与し便通がみられるまで続け，便通が認められた後には，1日3回用いることが有効な使用方法である．

### 2）急性胆道感染症・胆道回虫・膵臓炎・イレウス

発熱，便秘，腹痛，腹部膨満感などの症状がみられる場合に，本方を用いる．胆道感染症に黄疸を伴う場合には，茵蔯蒿湯を併用する．癒着性イレウスにも本方は有効である．

### 3）血栓性外痔

外痔で局部の腫脹，疼痛，発熱，排便困難などの症状がみられる場合には，大黄牡丹皮湯＋桂枝茯苓丸を用いる．

### 4）その他

麦粒腫，流行性出血性結膜炎，前立腺肥大症，月経困難症，卵巣機能不全，子宮内膜症，肛門周囲炎，血栓性静脈炎，直腸炎，骨盤内炎症などで，便秘，発熱，あるいは局部の熱感，腫脹を呈する場合にも本方を用いる．

---

【使用上の注意】
1. 四肢や腹部の冷え，寒がりなどがみられる場合には投与しない．
2. 著しく体力の衰えている患者，胃腸の弱い患者，下痢傾向がある患者には投与しない．

# 34 白虎加人参湯【傷寒論・金匱要略】

【組　成】石膏, 知母, 甘草, 人参, 粳米
【適応症】高熱, 悪熱, 顔面紅潮, 煩燥, 呼吸促迫, 頭痛, 口渇, 冷たい飲み物を欲する, 汗が出る, 舌質は紅, 舌苔は黄で乾燥, 脈は洪大あるいは滑数など. 本方は, 白虎湯に人参を加えた方剤である. 白虎湯が清熱除煩, 生津止渇に働き, 人参が益気養陰の効能があるので, 熱が盛んで気陰を消耗した病態に適応する.
【臨床応用】白虎湯は, 傷寒病の陽明熱証, あるいは温熱病の気分熱盛証を治療する代表方剤であり, 「大熱, 大汗, 大渇, 脈洪大」の4大症状を特徴とする病態に適応する. また白虎加人参湯は白虎湯に適応する症候に, 虚弱で抵抗力の低下などを伴うものに適応する. 臨床では, 急性感染症の熱証に伴う気陰両虚のもの, 熱中症, 糖尿病などにも応用される.

### 1) 糖尿病

口渇が著しい, 冷たいものを好む, 顔面の紅潮, 舌質は紅, 舌苔は黄色などの症状がみられる場合に用いる.

### 2) 口腔・咽喉乾燥症

顔色が赤く, 口と咽喉の乾きが著しい, 唾液が少ない, 舌質は紅などの症候がみられる場合に適応する.

### 3) インフルエンザ・肺炎・ウイルス脳炎

本方は, インフルエンザ, 肺炎, ウイルス脳炎に, 高熱, 口渇, 汗がよく出るなどの症状がみられ, 疲労倦怠感と疲れやすいなどの気虚症状を伴う場合に適応する.

### 4) 高　熱

かぜ, インフルエンザ, 感染症などで, 高熱, 口渇, 汗が出る, 脈洪大などの症候がみられる場合に, 本方を用いると解熱効果が得られる.

### 5) その他

かぜ症候群, 敗血症, 急性感染症, 熱中症, 熱射病, 多汗症, 口内炎, 歯周炎, 胃炎などの疾患で, 口渇, 多飲, 多食, 口臭, 顔面の紅潮, 舌質は紅, 舌苔は黄, 脈は数などの症候を伴う場合にも本方を用いる.

---

【使用上の注意】
1. 悪寒, 身体痛, 汗が出ないなどの表証がみられる場合には, 本方を用いてはならない.
2. 熱はあるが口渇はない患者には投与しない.
3. 胃痛, 冷たい飲食物を嫌がる脾胃虚寒証の人には投与しない.

# 四逆散【傷寒論】 35

【組　　成】柴胡，芍薬，枳実，甘草
【適 応 症】
① **肝気鬱結，肝脾不和**　抑うつ感，憂うつ感，精神不安，イライラ，胸が苦しい，胸脇部が脹って痛い，腹部膨満，腹痛，食欲不振，便秘と下痢を交互に繰り返す，舌質は紅，舌苔は薄白，脈は沈弦あるいは弦
② **熱　厥**　発熱，体の熱感，胸脇部が脹って痛い，腹痛，下痢，口内が苦い，悪心，四肢の冷え，舌質は紅，舌苔は黄，脈は弦数

【臨床応用】本方は，傷寒論の少陰病証に分類され，四肢厥冷に適応する処方である．本方に適応する四肢厥冷とは，肝気鬱結が原因で気機不通となり，陽気が抑制され四肢末端に行きわたらないために現れる症状である．したがって，陽虚が原因で陰寒が盛んになる四肢厥冷とは病因が異なる．

　本方は肝脾を調整し，表裏を調和する作用があるため，現在では，和解剤の名方として広く使われている．

### 1) 慢性肝炎
　季肋部の苦満感や疼痛を訴え，あるいは右肋骨弓下部に抵抗感，圧痛がある胸脇苦満症状，悪心などの症状が認められる場合に用いる．黄疸がみられる場合には茵陳蒿湯を合方し，食欲不振の場合には六君子湯を合方する．

### 2) 胆嚢炎・胆石症
　心窩部のつかえ感，疼痛，あるいは季肋部の苦満感を訴え，みぞおちや肋骨弓下部に抵抗感，圧痛があり，食欲不振，悪心，胸やけなどの症状を伴う場合に用いる．

### 3) 胃腸神経症・胃食道逆流症・慢性胃炎・胃潰瘍
　上腹部の痛み，悪心，嘔吐，胃部の不快感，胸やけ，腹部膨満感，食欲不振などの症状がある場合に用いる．腹部膨満感が著しい場合には半夏厚朴湯を合方する．

### 4) 神経症
　胸苦しい，胸部の煩悶感や痛み，腹部膨満感などの症状がみられる場合に本方を用いる．精神不安，イライラ，動悸，不眠，抑うつ感などの症状を伴う場合には，甘麦大棗湯を併用する．

### 5) その他
　慢性膵炎，慢性腸炎，過敏性腸症候群，盲腸炎，月経前後症候群，更年期障害，胃十二指腸潰瘍，肋間神経痛，咽喉炎，神経性頭痛，三叉神経痛，てんかん，不安神経症，自律神経失調症などの疾患で，季肋部の苦満感（胸脇苦満），あるいは心窩部のつかえ感，精神不安，イライラ，動悸，不眠，抑うつ感などの症状を伴う場合にも本方を用いる．

**【使用上の注意】**
1. 体力が著しく衰えている気虚の人には投与しない．
2. 慢性下痢がある人には，慎重に投与する．

# 半夏白朮天麻湯【脾胃論】 37

【組　　成】半夏，陳皮，茯苓，白朮，黄耆，沢瀉，人参，黄柏，生姜，天麻，麦芽，乾姜
【適 応 症】めまい，頭がふらつく，頭痛，頭が重い，悪心，嘔吐，胸苦しい，元気がない，疲れやすい，食欲不振など．舌質は淡白，舌苔は白膩，脈は滑
【臨床応用】めまい，ふらつき，頭痛，頭が重い，胸苦しい，疲労倦怠感，食欲不振などの症状が，本方を適応するポイントである．

### 1）めまい（メニエール症候群など）

　臨床ではめまい，頭が重い，悪心，嘔吐などの症状がみられる場合には本方を用いる．本方は，内耳性めまい（メニエール症候群などの痰湿中阻型）の患者に対して優れた効果があり，頸椎症や血圧調節障害によるめまいに対しても臨床症状を改善することができる．しかし小脳梗塞や神経変性による中枢性めまいに対しての治療効果はあまり期待できない．

### 2）癲　癇

　頭痛を発作的に繰り返す（頭痛型のてんかん発作），頭がふらつくあるいは頭が重い，元気がない，疲れやすい，食欲不振などの症状がみられる場合に本方を用いる．

### 3）その他

　片頭痛，筋緊張性頭痛，自律神経失調症，更年期障害，脳動脈硬化症，慢性胃腸炎，前庭神経炎，ワリンベルグ症候群，顔面神経麻痺，脳血管障害などで，めまい，頭痛，頭のふらつきあるいは頭が重い，疲れやすいなどの症状を呈する場合に本方を用いる．

---

【使用上の注意】
1. 高血圧によるめまいや頭痛などの肝陽上亢の症候がみられる場合には投与しない．
2. 著しく虚弱な患者に用いると下痢や腹痛などを引き起こす恐れがあるので，慎重に投与する．

# 当帰四逆加呉茱萸生姜湯【傷寒論】

【組　　成】当帰，桂枝，芍薬，細辛，甘草，木通，大棗，呉茱萸，生姜
【適 応 症】
①**血虚受寒**　顔色が悪い，四肢の冷えあるいは厥冷，舌質は淡，舌苔は白，脈は沈細など
②**寒入経絡**　寒邪が経絡に侵入し，腰，下肢や足の痛みを引き起こす．
【臨床応用】本方は，血虚寒凝証を治療する方剤であり，閉塞性血栓血管炎，レイノー症候群，しもやけ，冷え症などの疾患で，血虚寒凝の症候を呈するものに適応する．

※顔色が悪い，四肢の冷え，あるいは手足厥冷，舌質は淡白，脈は沈細などが，本方を適応するうえでの弁証のポイントとなる．

### 1）閉塞性血栓血管炎
　患肢が冷えて痛む，皮膚の色が蒼白で触ると氷のように冷たい，寒くなると痛みが増強し温めると軽減する，間欠性跛行，足背動脈や後脛骨動脈の脈拍が減弱または消失する，舌質は淡，舌苔は薄白，脈は沈遅，あるいは細弦などの症候がみられる場合に本方を用いる．

### 2）レイノー症候群
　手指や足趾が氷のように冷えて痛む，皮膚の色が蒼白あるいは紫色，寒くなると冷えや痛みが増悪する，舌質は淡，舌苔は薄白，脈は細，あるいは細弦などの症候がみられる場合に本方を用いる．

### 3）しもやけ・冷え症
　四肢の冷え，しもやけ，手足を温めると楽になるが寒くなると悪化する，舌質は淡，舌苔は薄白，脈は弦あるいは沈弦細などの症候がみられる場合に本方を用いる．

### 4）腹痛（手術後の癒着によるもの）
　手術後の腹痛とともに体が弱くて疲れやすい，顔色が悪いなどを伴う場合に用いる．便秘を伴う場合には大黄甘草湯を併用する．

### 5）多発性ニューロパチー
　四肢末梢が冷えて痛む，小さいナイフで切られたり針で刺されたりするような痛み，四肢や手足の冷え，手足を温めると痛みが軽減し冷やすと痛みが増悪するなどの症状がみられる場合に本方を用いる．

### 6）頭痛・片頭痛
　顔色が悪い，発作性頭痛，手足の冷え，舌質は淡，舌苔は薄白，脈は細弦などの頭痛の場合には，当帰四逆加呉茱萸生姜湯を用いる．特に神経血管性頭痛に効果がある．

### 7）その他
　腰痛，膝痛，坐骨神経痛，帯状疱疹後神経痛，下肢静脈瘤，骨盤腹膜炎，月経困難症，生理痛，胃の冷痛などの疾患にも本方を用いる．

**【使用上の注意】**
1. 本方の薬性は温性に偏っているため，熱性疾患による頭痛，急性胃炎による胃痛には投与しない．
2. 高血圧による頭痛，発熱の頭痛には投与しない．

# 39 苓桂朮甘湯【傷寒論・金匱要略】

【組　　成】茯苓，桂枝，白朮，甘草
【適 応 症】胸脇の痞満，めまい，心悸，息ぎれ，咳，舌苔白滑，脈弦滑
【臨床応用】胸脇の痞満，めまい，動悸，息切れ，舌苔白滑，脈弦滑などの症候が，本方を適応するポイントである．

### 1）痰飲病

胸脇の痞満，めまい，動悸，息切れ，舌苔白滑，脈弦滑などの症候がみられる痰飲病（心膜炎，心不全，不整脈，自律神経失調症など）に用いることが多い．息切れ，疲労などの気虚症状が強い場合には四君子湯を併用し，動悸，不眠など心血不足の症状が強い場合には酸棗仁湯を併用する．

### 2）めまい

本方は，痰飲が頭部を梗塞することによって起こるめまいを治療する．胸脇の痞満，めまい，ふらつき，舌苔は白滑，脈は弦滑などの症候がみられる場合に用いる．

### 3）咳・痰

慢性気管支炎の咳や喀痰に応用できる．本剤は温性なので，痰は白くて量が多い，口渇がないなどの寒性痰飲証に適している．

### 4）その他

神経症，不安神経症，不眠症，上部消化管機能異常，急・慢性腎炎，急・慢性腎盂腎炎などの疾患にも本方を用いる．

---

【使用上の注意】
1. 本方は性質が辛温に偏るので，ほてり，のぼせ，潮熱などがみられる場合には投与しない．
2. 高血圧によるめまいには適応しない．

# 猪苓湯【傷寒論・金匱要略】 40

【組　　成】猪苓，茯苓，沢瀉，滑石，阿膠
【適 応 症】発熱，下痢，口渇，尿量減少，イライラ，不眠，濃縮尿，血尿，小腹部の脹痛，残尿感，排尿痛，排尿困難など．舌質は紅，舌苔は白あるいは微黄，脈は細数
【臨床応用】臨床では排尿痛，残尿感，血尿，排尿困難，発熱，口渇，尿量減少などが本方を適応するポイントである．

### 1）尿路結石
　血尿，小腹部の脹痛あるいは刺すような痛み，残尿感，排尿痛，排尿困難などがみられる場合に用いる．痛みがひどい場合には芍薬甘草湯を併用する．

### 2）腎盂腎炎・膀胱炎・尿路感染症
　急性期に発熱，残尿感，排尿痛，排尿困難，腹部の痛みなどがみられる場合には五淋散を合方し，さらに抗菌薬を併用する．

### 3）下　痢
　舌質は紅，舌苔は黄などで，腹痛，発熱，口渇を伴う下痢症に適応している．

### 4）その他
　膀胱神経症，ネフローゼ症候群，特発性腎出血，無症候性血尿，前立腺肥大症，前立腺炎などに本方を用いる．

---

【使用上の注意】
1. 尿路の炎症が著しい場合には抗菌薬を併用する．
2. 胃腸が弱い人には慎重に投与する．
3. 発熱，脱水状態には投与しない．

# 補中益気湯【弁惑論】

【組　成】黄耆，当帰，人参，白朮，甘草，陳皮，升麻，柴胡，生姜，大棗

【適 応 症】

①脾胃気虚　元気がない，疲労倦怠感，疲れやすい，四肢がだるい，立ちくらみ，眠くなる，汗をかきやすい，食欲不振，舌質は淡，舌苔は薄白，脈は虚など

②気虚下陥　脾胃気虚の病態が進むと，骨格筋や平滑筋などの支持組織の緊張が低下するため，内臓下垂を引き起こす．脾胃気虚の症候に胃下垂，腎下垂，子宮脱出，脱肛，慢性下痢症，立ちくらみなどを伴うものに適応する．

③気虚の発熱　慢性的に繰り返す微熱で，疲労倦怠感，疲れやすい，食欲不振などの気虚の症候があるものや，疲れると発熱する特徴のあるものに適応する．

【臨床応用】本方は，補気健脾の効能があり，脾胃虚弱や肺気虚などを治療する代表方剤であり，顔色が悪い，食欲不振，疲労倦怠感，疲れやすい，内臓下垂などの症状を特徴とする病態に適応する．

### 1）慢性疲労症候群

全身の疲労倦怠感，疲れやすい，無気力感，自汗，食欲不振，やせなどの症状がみられる場合に本方を用いる．

### 2）内臓下垂

内臓下垂に対する第一選択処方としてよく使われる．胃下垂，子宮下垂，脱肛があり，疲れやすい，疲労倦怠感，自汗（汗をかきやすい，あるいは少し動くと汗が出る），立ちくらみ，めまいなどを伴う場合に本方を用いる．出産後に本方を用いると体力の回復や子宮下垂の予防などの効果が期待できる．

### 3）かぜ症候群

疲労倦怠感，疲れやすい，かぜをひきやすい，自汗などの症状がある場合に本方を用いると体力や抵抗力の増強，疲労倦怠感の改善，かぜの予防などの効果が期待できる．

### 4）慢性下痢症

慢性下痢に疲れやすい，やせ，食欲不振，脱肛，消化不良の便などを伴う場合に本方を用いる．

### 5）癌患者の体力増強

気虚の症候が著しい癌患者に対して，術前術後の体力および免疫能の増強，化学療法や放射線治療による副作用の軽減，などを目的に本方を用いる．特に免疫能の増強が期待できる．

### 6）珪肺・塵肺

呼吸困難，あるいは呼吸が浅い，疲労倦怠，疲れやすい，かぜをひきやすいなどの症状がみられる場合に用いる．血液循環障害を伴う場合には，桂枝茯苓丸を併用する．

## 7）原因不明の発熱

疲れると熱が出るあるいは夕方になるとたびたび発熱する，疲れやすい，やせ，食欲不振などを伴う場合に本方を用いると，解熱および全身の状態を改善する．

## 8）神経衰弱

陽気の不足によってめまい，頭痛，自汗，疲労倦怠感，疲れやすい，やる気がでないなどがみられる場合に用いる．不眠や不安を伴うものには，酸棗仁湯を併用する．

## 9）習慣性流産

妊娠中に中気不足が原因で食欲不振，やせ，疲れやすい，体力低下，内臓下垂などを引き起こすと，流産しやすい状態となる．「補中益気湯」は中気を補い，子宮などの臓器を支える筋肉に働きかけるため，中気不足による習慣性の流産予防に用いる．また子宮内出血の場合には，芎帰膠艾湯を併用する．

## 10）男性不妊症

精子の活動率が低い，身体がだるくて疲れやすい，自汗，射精後の疲労感が顕著で回復しにくいなどの症状がみられる場合には本方を用いる．

## 11）その他

本方は，慢性呼吸器疾患（慢性気管支炎，気管支喘息，気管支拡張症，肺気腫など），病後や術後の虚弱体質，上部消化管機能異常，慢性肝炎，慢性腎炎，脳血管障害後遺症，低血圧などに対して全身状態の改善，体力の増強などを目的に用いる．

---

【使用上の注意】
1. 手足のほてりやのぼせ，潮熱などの陰虚の症状がみられる場合には，慎重に投与する．
2. かぜ，流感，感染症などの発熱には適応しない．

# 43 六君子湯【万病回春】

【組　　成】人参, 白朮, 茯苓, 甘草, 陳皮, 半夏, 生姜, 大棗

【適 応 症】疲れやすい, 顔色が萎黄, 食欲不振, 軟便あるいは下痢便, 上腹部のつかえ感, 悪心, 嘔吐, 咳, 痰は薄く白く量は多い, 舌質は淡白で肥大, 舌苔は白厚膩, 脈は滑弱など

【臨床応用】本方は, 疲れやすい, 食欲不振, 軟便, 上腹部のつかえ感, 悪心, 咳, 痰は薄く白く量が多いなどの症候が, 本方適応のポイントである.

### 1) 慢性胃炎・胃十二指腸潰瘍

食欲不振, 上腹部のつかえ感, 悪心, 軟便あるいは下痢便, 疲れやすいなどの症状を呈する場合に用いる.

### 2) 肺気腫・気管支喘息・気管支炎

咳, 痰が薄く白く量は多い, 食欲不振, 疲れやすい, 上腹部のつかえ感などの症状がみられる場合に用いる.

### 3) 妊娠悪阻

悪心, 嘔吐, 食欲不振, 疲れやすい, 顔色が悪いなどの症状を伴う場合に用いる.

### 4) 神経性食欲不振症

食欲不振, 食べた後すぐに嘔吐する, 悪心, 精神不安, 不眠, やせなどの症状がみられる場合に用いる. 不安感や不眠を伴う場合には, 加味帰脾湯を合方する.

### 5) 上腹部不定愁訴

心窩部のつかえ感や膨満感, 食欲不振, 吐き気, 嘔吐などの症状に効果的である.

### 6) 抗癌剤や放射線療法の副作用

食欲不振, 悪心, 嘔吐, 心窩部のつかえ感, 腹部膨満感, 軟便あるいは下痢などの症状を呈する場合に本方を用いると抗癌剤や放射線療法の副作用を軽減し, 臨床症状を改善する.

### 7) その他

本方は, 上部消化管機能異常, 慢性肝炎, 慢性胃腸炎, 慢性膵炎, 慢性消耗性疾患, 術後の消化管障害, 過敏性腸症候群などに対して消化吸収機能の改善, 体力の増強などの効果が期待できる.

【使用上の注意】
1. 手足のほてりやのぼせ, 潮熱などの陰虚の症状を伴う場合には, 慎重に投与する.
2. 発熱や高熱がみられる場合には投与しない.

# 桂枝湯【傷寒論・金匱要略】 45

【組　　成】桂枝，芍薬，甘草，生姜，大棗
【適 応 症】悪風，発熱，頭痛，汗が出る，身体痛，鼻塞，鼻水，くしゃみ，吐き気，舌苔は白薄，脈は浮緩．
【臨床応用】本方は，風寒襲表，営衛不和による風寒表虚証を治療し，悪風，頭痛，発熱，汗が出る，口渇はなし，舌苔は白薄，脈は浮緩などの症候がみられる場合に適応する．

## 1）感冒・インフルエンザ
　桂枝湯は発汗，解熱，滋養強壮，消化吸収促進，鎮痛，鎮痙などの効果があり，悪風，頭痛，発熱，汗がよく出るなどの症状がみられる場合に用いる．ただし，本方は，軽度の発汗によって表寒を緩解させるものなので，「温かい粥を食べさせ，布団をかぶって発汗させる」という適宜の処置を施し発汗を促すとさらに効果的である．

## 2）アレルギー性鼻炎
　体がだるくて疲れやすい，汗が出やすい，寒くなると鼻水や鼻づまりなどの症状が現れる場合に本方を用いる．

## 3）多汗症
　自汗（昼間に労働や厚着，あるいは発熱によらずして汗が自然に出る）や局部（半身や両足など）多汗のものに本方を用いる．全身疲労倦怠感，疲れやすいなどの気虚証を伴う場合には，黄耆を配合する（桂枝加黄耆湯）．

## 4）冷え症
　寒がり，手足や背中の冷えなどがみられる場合に本方を用いる．また腰部に冷痛がある場合には，附子末を併用する（桂枝加附子湯）．

## 5）小児拒食症
　小児拒食症に，全身の疲労倦怠感，手足の冷え，多汗などの症状を伴う場合には，桂枝湯＋四君子湯，あるいは桂枝湯＋六君子湯を用いる．

## 6）小児の注意欠陥・多動障害
　注意欠陥，多動性，衝動性などの症状に，手足の冷え，寒がり，自汗，疲れやすいなどを伴う場合に本方を用いる．

## 7）各種痛証疾患
　頭痛，胸痛，背痛，肩こり，胃痛などに冷え症，局部の冷感を伴う場合に本方を用いる．

## 8）その他
　桂枝湯は妊娠悪阻，腹部の冷痛，筋肉痛，産後体虚と発熱，神経症，リウマチ性関節炎などにも用いる．

**【使用上の注意】**
1. 悪寒や寒がり，冷感が著しく無汗などの症状がみられる患者には投与しない．
2. 高熱，高血圧の患者には投与しない．

# 七物降下湯【修琴堂創方】 46

**【組　　成】** 当帰，地黄，芍薬，川芎，黄耆，黄柏，釣藤鈎
**【適 応 症】** 頭痛，肩こり，めまい，耳鳴り，のぼせ，舌質は淡あるいは紅，脈は細弦
**【臨床応用】** 本方は，四物湯（当帰，地黄，芍薬，川芎）に黄耆，黄柏，釣藤鈎を加えたもので，血虚と肝陽上亢の症候が同時にみられる場合に本方を適応する．

### 1）高血圧
　血虚または血瘀が原因で起こる慢性の高血圧に，めまい，ふらつき，耳鳴り，頭痛，あるいは下肢の浮腫などの症状がみられる場合に用いる．

### 2）更年期症候群
　更年期症状に貧血や貧血気味を伴う女性に本方を用いる．本方は，養血作用と末梢循環障害の改善作用があり，さらに更年期障害による肩こり，頭痛，めまい，のぼせ，高血圧などの改善効果がある．

### 3）妊娠中毒症
　頭痛，高血圧，浮腫，めまいなどの症状がみられる場合に本方を用いる．

### 4）その他
　本方は，脳動脈硬化，片頭痛，筋緊張性頭痛，自律神経失調症，肩こり，慢性腎炎，神経症などで，血虚と肝陽上亢の症候が同時にみられる場合に用いる．

**【使用上の注意】**
1. 胃腸が弱い人には慎重に投与する．
2. 血圧が低い人には投与しない．

# 47 釣藤散【本事方】

**【組　　成】** 釣藤鈎，菊花，石膏，陳皮，麦門冬，半夏，茯苓，人参，防風，生姜，甘草

**【適 応 症】** 頭痛，肩こり，頭のふらつき，めまい，耳鳴り，不眠，顔面の紅潮，イライラ，上腹部のつかえ感，舌質は紅，舌苔は薄黄膩，脈は弦やや数

**【臨床応用】** 本方は，平肝潜陽，化痰清熱，益気健脾の生薬が配合されている処方であり，鎮静，鎮痛，鎮痙，降圧，清熱などの作用とともに，消化吸収を促進し全身の機能を高める効果がある．

※頭痛，めまい，顔面の紅潮，イライラなどの症状が本方を適応するポイントである．

### 1) 高血圧症

血圧が高く，めまい，頭痛，顔面の紅潮，目の充血，イライラ，肩のこわばり，肩こりなどを訴える場合に本方を用いる．降圧薬を併用してもよい．

### 2) 自律神経失調症・神経症・更年期障害

頭痛，めまい，頭のふらつき，耳鳴り，不眠，顔面の紅潮，イライラなどがみられる場合に本方を用いる．イライラ，怒りっぽいなどの症状が強い場合には，柴胡湯加竜骨牡蠣湯を併用する．不安感，焦燥感，不眠のあるときには，甘麦大棗湯を併用する．

### 3) その他

本方は，脳動脈硬化，片頭痛，筋緊張性頭痛，脳血管障害後遺症，脳血管障害性認知症，めまい，更年期障害などで，肝陽上亢の症候がみられる場合に用いる．

**【使用上の注意】**
1. 本方は，寒がりや手足の冷えなどの陽虚証には投与しない．
2. 血圧が低い人には投与しない．

# 十全大補湯【和剤局方】 48

【組　　成】地黄，芍薬，当帰，川芎，人参，白朮，茯苓，甘草，黄耆，桂皮

【適 応 症】疲労倦怠感，疲れやすい，元気がない，食欲不振，軟便，あるいは泥状便，顔色が悪い，皮膚につやがない，頭がふらつく，目がかすむ，四肢のしびれ，筋肉のひきつり，寒がり，四肢の冷えなど．舌質は淡白，舌苔は白，脈は沈細弱など

【臨床応用】本方は，補益気血の代表処方であり，病後や産後の体質虚弱，各種の慢性疾患の気血両虚の症候がみられる場合に適応する．顔面の蒼白，全身疲労倦怠感，元気がない，寒がり，四肢の冷えなどが弁証のポイントである．

### 1）病後や産後の虚弱

顔面の蒼白あるいは萎黄，ふらつき，めまい，息切れ，全身疲労倦怠感，元気がない，動悸，食欲減退，寒がり，四肢の冷えなどの気血両虚症候がみられる場合に用いる．

### 2）癌の治療

癌患者の術前術後の体力や免疫力を高める．また，癌化学療法や放射線療法の副作用（免疫力の低下，骨髄造血機能の低下など）を改善する．臨床では全身疲労倦怠感，食欲不振，疲れやすい，寒がりや四肢の冷えなどの症状がみられる場合に用いる．

### 3）貧　血

全身疲労倦怠感，疲れやすい，貧血，顔色が悪い，皮膚につやがない，食欲不振，頭のふらつき，四肢のしびれ，寒がりなどの症状がみられる場合に有効である．

### 4）その他

胃腸虚弱，上消化管機能異常，白血病の補助療法，膠原病，神経衰弱，慢性肝炎，手術後の傷が治りにくい，慢性消耗性疾患などに気血両虚の症候がみられる場合に用いる．

【使用上の注意】
1. 手足のほてりやのぼせ，潮熱などの陰虚の症状がみられる場合には，慎重に投与する．
2. 高血圧症の患者には投与しない．
3. 発熱している人や高熱の人には投与しない．

# 50 荊芥連翹湯【一貫堂創方】

【組　　成】当帰, 地黄, 川芎, 芍薬, 黄連, 黄芩, 黄柏, 山梔子, 柴胡, 桔梗, 薄荷, 連翹, 甘草, 荊芥, 防風, 白芷, 枳実
【適 応 症】顔面皮膚の紅腫や熱感, 炎症, 黄色い鼻汁（蓄膿症）, 咽喉の腫れや痛み, 頭痛など. 舌質は紅, 舌苔は黄色, 脈は数など
【臨床応用】本方は, 内熱に伴う上焦風熱証を治療する処方である. 顔面皮膚の紅腫や熱感, 炎症, 黄色い鼻汁（蓄膿症）, 咽喉の腫れや痛みなどに適応する.

### 1) 蓄膿症
鼻の熱感, 黄色い鼻汁, 鼻づまり, 咽喉部の腫れ・紅腫などがみられる場合に用いる.

### 2) ニキビ
慢性化したものや繰り返してできるもの, 顔面皮膚の紅腫や局部の炎症がある場合に用いる.

### 3) 慢性鼻炎
鼻炎が慢性化してなかなか治りにくい, ときに軽い副鼻腔炎を伴う場合に用いると, 炎症を抑え, 抗菌薬の減量または中止などが期待できる.

### 4) その他
耳下腺炎, 慢性中耳炎, 慢性咽喉炎, 慢性扁桃腺炎, 滲出性中耳炎, 慢性頸部リンパ節炎, 尋常性乾癬などにも用いられる.

【使用上の注意】
1. 本方は, 苦寒の生薬が多く含まれ胃腸障害を引き起こしやすいため, 胃腸が弱い人には慎重に投与すべきである.
2. 手足の冷え, 寒がりなどの人には投与しない.

# 潤腸湯【万病回春】 51

【組　　成】地黄，当帰，桃仁，麻子仁，枳実，厚朴，大黄，杏仁，黄芩，甘草

【適 応 症】皮膚や口唇につやがない，口渇，咽喉部の乾燥感，やせなどの陰血不足の症候に便秘，あるいは兎糞状の便を伴うもの．舌質は紅，舌苔は少ない，脈は細数など

【臨床応用】本方は，習慣性便秘，老人や体質虚弱者，熱性疾患の回復期，産後などの血虚による便秘に用いる．

---

【使用上の注意】
1. 腹部の冷感や冷えを伴う便秘には投与しない．
2. 妊婦には投与しない．

# 52 薏苡仁湯【明医指掌】

【組　　成】薏苡仁, 蒼朮, 当帰, 芍薬, 麻黄, 桂枝, 甘草
【適 応 症】四肢や体のしびれ, 痛み, 重くてだるい, 運動障害, 軽度の浮腫やむくみ, 冷えなど. 舌苔は白～白膩, 脈は滑
【臨床応用】本方は, 去風除湿, 活血止痛の効能があり, 腫れ, しびれ, 痛み, 重だるい, 関節痛, 冷えなどの症状がみられる場合に適応する.

### 1) 変形性膝関節症

関節の冷え, 痛み, 腫れなどがみられる場合には, 本方を用いる. 痛みがひどく, 運動障害を認める場合には, 薏苡仁湯＋桂枝茯苓丸を用いる. 疲れやすい場合には薏苡仁湯＋防已黄耆湯を用いる.

### 2) 膝関節水腫

関節の水腫, 四肢のむくみや浮腫などがみられる場合には, 薏苡仁湯＋五苓散を用いる.

### 3) その他

腰痛, 慢性関節炎, 慢性関節リウマチ, 肩関節周囲炎, 皮下や筋肉にできたしこり・結節などに用いる.

---

【使用上の注意】
1. 関節に紅, 腫, 熱, 痛の症状がみられる場合には投与しない.
2. 麻黄は発汗の作用があるため, 汗が出やすい人には慎重に投与する.

# 疎経活血湯【万病回春】 53

【組　成】当帰，芍薬，川芎，地黄，蒼朮，茯苓，桃仁，牛膝，防已，威霊仙，羌活，防風，白芷，竜胆，陳皮，甘草，生姜

【適 応 症】四肢や身体のしびれや痛み，遊走性の痛み，軽度の浮腫，むくみ，関節の運動障害などの風湿痺の症候に，皮膚につやがない，しびれ感，筋肉のひきつりなどの血虚の症候を伴うもの．舌質は淡紅，舌苔は白，脈は細

【臨床応用】本方は，養血，活血化瘀，去風湿作用などの作用があり，臨床では関節痛，腰痛症，神経痛，筋肉痛などで血瘀，血虚を呈するものに適応する．

### 1）腰痛症
慢性腰痛，腰部の沈重感，下肢の痛みやしびれ，寒がり，手足の冷え，舌質は紫などの症候を伴う場合に，本方を用いる．

### 2）関節痛・神経痛・リウマチ・筋肉痛
遊走性の痛み，冷えや寒気を伴う疼痛，むくみや浮腫，沈重感を伴う痛み，手足の冷えやしびれなどを認める場合に用いる．

### 3）脳血管障害後遺症
脳血管障害による半身不随，上肢あるいは下肢の麻痺，痛み，しびれ，冷え，運動障害などを認める場合に用いる．麻痺肢体の浮腫やむくみ，沈重感がみられる場合には，五苓散を併用する．

### 4）強直性脊椎炎・脊椎狭窄症
腰や背中の激しい痛みやこわばり，腰の活動制限，四肢の冷え，舌質は紫などの症候がみられる場合に本方を用いる．

### 5）その他
本方は，変形性関節症，痛風性関節痛，坐骨神経痛，血栓性静脈炎，下肢静脈瘤などにも用いる．

---

【使用上の注意】
1. 妊婦には，本方の投与は禁忌とする．
2. 出血疾患や月経量過多の患者には慎重に投与する．
3. 胃腸の弱い患者には慎重に投与する．

# 54 抑肝散【保嬰撮要】

**【組　　成】** 柴胡，釣藤鈎，当帰，川芎，白朮，茯苓，甘草

**【適 応 症】** イライラ，怒りっぽい，頭痛，めまい，眠りが浅い，頭のふらつき，筋肉の痙攣やひきつり，顔面チック，手足の震えなどの肝陽化風の症候に，元気がない，疲れやすい，食が細い，皮膚につやがない，動悸，しびれ感などの気血両虚の症候を伴うもの，舌質はやや紅，舌苔は白，脈は弦細軟など

**【臨床応用】** 本方は，肝気鬱結，肝熱，肝風による痙攣や，肝脾不和（肝気は横逆して脾の運化機能を傷害すること）の症候を治療する処方である．臨床ではイライラ，筋肉の痙攣，手足の震え，食欲不振，疲れやすいなどの症状が弁証のポイントである．

### 1) 認知症
　認知症の周辺症状である怒りっぽい，イライラ，不眠，徘徊，抑うつ気分，不安焦燥感，食行動異常，幻覚，妄想，暴言，暴行，悪心，食欲不振，腹部脹満，落ち着かないなどを改善する．特にアルツハイマー型認知症やレビー小型認知症に伴うこれらの周辺症状に，一定の効果が期待できる．

### 2) 小児神経症
　小児のひきつけ，小児の熱性痙攣，夜泣き，歯ぎしり，神経症，小児多動症などの症状全般に対して本方を用いる．脾胃が弱い小児に対しては脾気を助けながら肝熱と肝気の上昇を抑える治法が好ましい．また本方は寒涼性の薬であるため，長期の投与はさける．

### 3) 痙攣症状
　高熱による痙攣，顔面のチック，パーキンソン病，癲癇，筋肉の痙攣，脳疾患の後遺症などに本方を用いること．

### 4) 神経症
　肝気鬱結に属する一般的な神経症（イライラ，怒りっぽい，眠りが浅い）に本方を用いる．清肝作用とともに養肝，健脾の作用を兼備しているので長期使用も可能である．しかし作用が弱いので，必要に応じてほかの処方を併用することがある．

### 5) 手の震え
　神経系の検査で器質性疾患が認められないが，緊張すると手の震えがひどくなりリラックスすると楽になる，また，イライラ，落ち着かない，眠りが浅いなどの症状を伴う場合に本方を用いる．

### 6) その他
　本方は，脳血管障害後遺症，不眠症，ヒステリー，てんかん，更年期障害などにも用いる．

**【使用上の注意】**
1. 発熱があるときには投与を中止する．
2. 手足のほてり，のぼせ，寝汗，潮熱などがある患者には投与しない．

# 麻杏甘石湯【傷寒論】 55

**【組　成】**麻黄，石膏，杏仁，甘草
**【適 応 症】**発熱，咳，喘息，口渇，有汗，あるいは無汗，舌苔は薄白，あるいは黄，脈は浮数
**【臨床応用】**本方は，風熱侵肺または風寒化熱，熱邪阻肺，肺失宣降の証に適応し，発熱，咳，喘息，口渇，舌苔は薄黄，脈は数などが弁証のポイントである．

### 1）急性気管支炎
　気管に急性の炎症があり，咳，黄色の痰，呼吸困難，発熱などの症状を認める場合に用いる．抗菌薬と併用して，効果を高める．

### 2）肺炎・小児肺炎
　肺炎に伴う発熱，咳，黄色の痰，呼吸困難などの症状に対して，本方を用いると症状が軽減される．また抗菌薬を併用することにより，解熱や肺症状を改善し，回復を早める．

### 3）気管支喘息
　発熱すると喘息の発作が出る，あるいは気候が暑くなると喘息を誘発し，増悪する場合に本方を用いる．

### 4）急性蓄膿症
　発熱，鼻づまり，鼻の熱感，黄色な鼻汁などがみられる場合に用いると，症状が改善される．

### 5）インフルエンザ
　流感の患者で，発熱，咳，黄色の痰，喘息，呼吸困難などの症状がみられる場合に本方を用いる．炎症を伴う場合には抗菌薬を併用する．

### 6）その他
　本方は，かぜ症候群，急・慢性咽頭炎，急・慢性喉頭炎，喘息性気管支炎，小児夜尿症などにも用いる．

---

**【使用上の注意】**
1. 本方は寒性の石膏を含むため，風寒の喘息，正虚邪恋の肺部感染症には投与しない．
2. 麻黄は発汗の作用があるため，汗がよく出る，脱水，循環不良の患者には，慎重に投与する．

# 56 五淋散【和剤局方】
（ごりんさん）

**【組　　成】** 茯苓，沢瀉，車前子，滑石，木通，山梔子，黄芩，当帰，芍薬，地黄，甘草

**【適 応 症】** 排尿痛，頻尿，残尿感，濃縮尿，血尿，排尿困難あるいは尿閉があり，発熱，口渇，冷たい飲み物を欲する，体の熱感，下腹部脹痛などを伴うことが多い．舌質は紅，舌苔は黄，脈は滑数

**【臨床応用】** 排尿痛，頻尿，残尿感，濃縮尿，あるいは血尿，排尿困難あるいは尿閉などの尿路感染症の症状に，発熱，体の疲れ，体の熱感などを伴うことが弁証のポイントである．

### 1）尿路感染症

急性および慢性の尿道炎，膀胱炎，腎盂腎炎，尿路結石などに排尿痛，頻尿，残尿感，発熱などの症状がみられる場合に用いる．特に血淋，熱淋を呈するものに効果的である．炎症が著しい場合には抗菌薬を併用する．

### 2）妊娠中の膀胱炎

妊娠中に排尿痛，頻尿，残尿感，濃縮尿，血尿，排尿困難あるいは尿閉，発熱などの症状がみられる場合に用いる．

### 3）その他

本方は，前立腺肥大，慢性前立腺炎，膀胱神経症などにも用いる．

---

**【使用上の注意】**
1. 尿路の炎症がない人には投与しない．
2. 胃腸が弱い人には慎重に投与する．

# 温清飲【万病回春】

【組　　成】当帰，地黄，川芎，芍薬，黄連，黄芩，黄柏，山梔子

【適 応 症】皮膚の乾燥，顔色につやがない，発熱，熱感で皮膚のかゆみ，湿疹，のぼせ，出血など．舌質は紅，舌苔は黄色，脈は細数など

【臨床応用】本方は，四物湯に黄連解毒湯を加えたものであり，血虚と血熱の症候が同時にみられる場合に適応する．臨床では皮膚の乾燥，つやがない，発熱，熱感，皮膚のかゆみ，湿疹などの症状が弁証のポイントである．

### 1）かゆみ・皮膚瘙痒症
皮膚の熱感，かゆみ，湿疹などの症状が認められる場合に本方を用いる．皮膚の熱感・瘙痒が著しい場合には，黄連解毒湯を併用する．

### 2）陰部湿疹
陰部の湿疹，皮膚の乾燥感や熱感，かゆみなどがみられる場合に用いる．炎症の分泌物が多く，びらんがあり，かゆみが強い場合には，竜胆瀉肝湯を用いる．

### 3）手足の皸（あかぎれ）・掌蹠膿疱症
手足の皸裂に熱感，出血，痛み，かゆみなどを伴う場合に用いる．手足皮膚の熱感・かゆみが強い場合には，黄連解毒湯を併用する．

### 4）アトピー性皮膚炎
皮膚の湿疹，かゆみ，びらん，熱感などがみられる場合には，温清飲合小柴胡湯を用いる．

### 5）その他
本方は，不正性器出血，痔の出血，鼻出血，湿疹，尋常性乾癬，尋常性痒疹，帯状疱疹，口内炎，老年性腟炎，神経症，月経困難，自律神経失調症，更年期障害などにも用いる．

---

【使用上の注意】
1. 本方は，苦寒性質の生薬が多く含まれ胃腸障害を引き起こしやすいため，胃腸が弱い人には慎重に投与する．
2. 本方の投与中に，手足の冷え，寒がり，胃腸障害などの症状が現れた場合は，投与を中止する．
3. 気虚による出血には本方を投与しない．

# 58 清上防風湯【万病回春】

【組　成】防風, 連翹, 桔梗, 白芷, 黄芩, 川芎, 荊芥, 山梔子, 黄連, 薄荷, 枳実, 甘草
【適応症】顔面皮膚の紅腫・皮膚の炎症（ニキビ, 毛嚢炎, 湿疹）. 舌質は紅, 舌苔は黄色, 脈は数有力など
【臨床応用】本方は, 清熱解毒, 発散風邪の効能があり, 顔面皮膚の紅腫, 炎症などに適応する.

1) ニキビ
　ニキビの急性期で, 顔面皮膚の紅腫, 局部の炎症がある場合に用いる.

2) 湿疹
　急性期に顔面皮膚の湿疹, あるいは上半身の湿疹を認め, 滲出物がない場合に用いる.

3) 蕁麻疹
　蕁麻疹の初期にかゆみ, 皮膚の紅潮, 上半身に蕁麻疹が多い場合に用いる.

4) その他
　本方は, 尋常性痤瘡, 顔面の膿皮症, アトピー性皮膚炎, 慢性中耳炎, 慢性副鼻腔炎, 慢性鼻炎などにも用いる.

【使用上の注意】
1. 本方は苦寒の生薬が多く, 胃腸障害を引き起こしやすいため, 胃腸が弱い人には慎重に投与すべきである.
2. 手足の冷え, 寒がりなどの冷え症には投与しない.

# 桂枝加芍薬湯【傷寒論】 60

【組　　成】芍薬，桂枝，甘草，生姜，大棗
【適 応 症】裏虚腹痛に適応する．胃腸が弱く，腹痛，腹部膨満，舌苔は白，脈は緊あるいは弦
【臨床応用】本方は，桂枝湯に芍薬を増量したものであり，通陽益脾，活血和絡の効能があり，臨床では胃痛や腹痛に疲れやすい，手足の冷え，顔色不良などの症状を伴う場合に適応する．

## 1) 腹　痛

　虚性の腹痛に用いる．臨床では胃・十二指腸潰瘍，過敏性腸症候群，不登校などの虚性の腹痛に用いる．胃腸が弱く，温かい飲食物を好む，冷たいものを飲食すると痛みが増悪する場合には，人参湯あるいは附子理中湯を併用する．

## 2) その他

　急・慢性腸炎，慢性腹膜炎，潰瘍性大腸炎，クローン病，開腹術後の腸管通過障害などで，腹痛，腹部の冷え，疲れやすいなどの症状がみられる場合にも本方を用いる．

【使用上の注意】
1. 手足のほてり，のぼせ，潮熱などの場合には投与しない．
2. 発熱の患者には適しない．

# 桃核承気湯【傷寒論】
（とうかくじょうきとう）

【組　　成】桃仁，大黄，桂枝，甘草，芒硝
【適応症】
①**蓄血証**　下腹部が硬く脹って痛む，下腹部の圧痛あるいは抵抗感，便秘，あるいはうわごと，夜間の発熱，はなはだしい場合には意識障害・狂燥状態を呈する．舌質は紅紫，あるいは瘀斑，脈は沈実
②**下焦の血瘀証（骨盤内うっ血症候群）**　下腹部の痛み，圧痛，抵抗感，便秘，下肢の冷え，下腿静脈の怒張や蛇行，外痔核，月経困難などの一般的な瘀血症状があるもの，舌質は紅紫，あるいは瘀斑，脈は沈実
【臨床応用】下腹部が硬く脹って痛む，圧痛，抵抗，便秘，あるいはうわごと，夜間の発熱，はなはだしい場合には意識障害，狂燥状態を呈する場合に本方を適応する．

### 1）産褥期精神病
産後に精神異常，興奮しやすい，煩燥，顔面紅潮，下腹部が硬く脹って痛む，下腹部の圧痛や抵抗感，悪露の停滞，便秘，舌質の紫色など瘀血症候を認める場合に本方を用いる．

### 2）統合失調症・反応性精神病・ヒステリーの興奮型
興奮状態，あるいは狂燥状態，熱っぽい，下腹部が硬く脹って痛む，下腹部の圧痛または抵抗感があり，便秘などの症状がある場合に本方を用いる．

### 3）骨盤内瘀血症候群・骨盤腹膜炎症・子宮内膜症・月経困難症
下腹部が硬く脹って痛む，または圧痛や抵抗感，便秘，月経不順，月経困難，月経痛，手足の冷えなどの症状がみられる場合に用いる．瘀血症状が著しい場合には，桂枝茯苓丸を併用する．

### 4）習慣性便秘
便秘，あるいはタール便に下腹部が硬く脹って痛む，または圧痛や抵抗感，四肢の冷え，舌質の紫暗，あるいは瘀斑などの症候がみられる場合に本方を用いる．

### 5）腸管の癒着
開腹術あるいは人工妊娠中絶の後に，腸管癒着が原因で下腹部が硬く脹って痛む，または圧痛や抵抗感，便秘，舌質の紫暗あるいは瘀斑などの症候を伴う場合に本方を用いる．

### 6）痔疾患
痔や痔核などによる，肛門部の腫れや疼痛または痔核が腫れて色が紫暗で便秘がみられる場合に本方を用いる．便秘がひどくて痛みが激しい場合には，乙字湯＋桃核承気湯を用いる．

### 7）その他
更年期障害，動脈硬化症，慢性肝炎，肝硬変，下肢静脈瘤，閉塞性血栓血管炎，血栓性静脈炎，肩こり，頭痛，打撲などの疾患に，四肢の冷え，便秘，舌質は紫暗あるいは瘀斑，皮膚の瘀斑など瘀血の症

候がみられる場合にも本方を用いる．

【使用上の注意】
1. 妊婦には，流産の恐れがあるので，本方の投与を禁忌とする．
2. 瀉下の効能が強いので下痢や軟便の人には投与しない．
3. 本方は，虚弱の状態である人には投与しない．

# 62 防風通聖散【宣明論】

【組　　成】防風, 荊芥, 連翹, 麻黄, 薄荷, 川芎, 当帰, 芍薬, 山梔子, 滑石, 石膏, 黄芩, 桔梗, 甘草, 白朮, 大黄, 芒硝, 生姜

【適 応 症】悪寒, 発熱, 頭痛, めまい, 口苦, 口乾, 咽喉部の不快感, 便秘など. 舌質は紅, 舌苔は薄黄, 脈は浮洪

【臨床応用】本方は, 表裏を同時に治療する処方であり, 臨床では, 悪寒, 発熱, 頭痛, めまい, 口苦, 口乾, 咽喉部の不快感, 便秘などの外寒と裏熱の症候が同時にみられる場合に適応する.

### 1) 肥満症
体力が充実した人で腹部に皮下脂肪や内臓脂肪が多く, 裏熱があり, 便秘を伴う場合に適応する. ただし, 疲れやすい, 疲労倦怠状などの症状を伴う肥満には適応しない.

### 2) 感冒・インフルエンザ
悪寒, 発熱, 頭痛, 口乾, 便秘などの症状の改善と治療に, 本方を用いる.

### 3) その他
高血圧症, 動脈硬化症, 糖尿病, 痛風, 高脂血症, 慢性腎炎, 慢性副鼻腔炎, 滲出性中耳炎, 肩こり, 痔の痛み, 蕁麻疹, 湿疹, 帯状疱疹などに悪寒, 発熱, 頭痛, 口苦, 口乾, 便秘などの症状がみられる場合に用いる.

【使用上の注意】
1. 本方は, 表の風寒と裏の実熱を同時に治療するが, 体質虚弱の人や妊婦には適応しない.
2. 下痢や血圧が低い人には投与しない.

# 五積散【和剤局方】 63

【組　　成】厚朴，蒼朮，陳皮，甘草，半夏，茯苓，川芎，当帰，白芍，白芷，桂皮，麻黄，桔梗，枳実，生姜，大棗

【適　応　症】発熱，無汗，頭痛，身体痛，肩こり，背部のこわばり，悪心，嘔吐，腹痛，下痢など．舌質は暗，舌苔は白，脈は弦緊

【臨床応用】本方は，行気和血，温裏散寒の効能があり，外感風寒と同時に冷たいものをとりすぎて胃腸を壊し，気，血，寒，痰，食の五積の症候を伴った病態に適応する．

### 1）感　冒
発熱，無汗，頭痛，身体痛，肩こり，背部のこわばりなどの表実証がみられる場合に適応する．特に外感風寒による頭痛，肩こり，背部の痛みに対して効果的である．

### 2）下　痢
冷たい飲食物のとりすぎによって胃腸障害を起こし，食欲不振，悪心，嘔吐，下痢がみられる場合に用いる．

### 3）関節痛・神経痛・腰痛
関節の痛み，腫れ，筋肉のこわばり，腰痛に，胃腸が弱く，軟便あるいは下痢をしやすい，食欲不振などを伴う場合に本方を用いる．疲労倦怠感，疲れやすい，浮腫を伴う場合には，防已黄耆湯を併用する．腰痛がみられる場合には，疎経活血湯を併用する．

### 4）頭　痛
頭痛，頭が重い，頭に何かを載せられているような不快感，身体のこわばりや痛みなどがみられる場合に用いる．

### 5）月経不順・月経痛・月経困難症
月経不順，月経痛，無月経に頭痛，身体痛，肩こり，背部のこわばりなどを伴う場合に用いる．月経痛がひどい場合には，桂枝茯苓丸を併用する．

### 6）その他
慢性関節リウマチ，冷え症，胃腸炎，胃炎，上部消化管機能異常，更年期障害などにも用いる．

---

【使用上の注意】
1. 本方は温性の生薬を含んでいるため，高熱の症状がみられる場合には投与しない．
2. 胃腸の虚弱が著しい場合には投与しない．

# 64 炙甘草湯【傷寒論・金匱要略】

【組　　成】炙甘草，人参，地黄，桂枝，阿膠，麦門冬，麻子仁，大棗，生姜
【適 応 症】動悸，不整脈，息切れ，疲労倦怠感，不眠，眠りが浅い，寝汗，喉や口の乾燥感，便が硬いあるいは便秘，舌質は淡，少苔あるいは無苔，脈は結代あるいは虚数
【臨床応用】本方は，気虚と陰虚の症候が同時にみられる場合に適応する．

### 1) 不整脈（期外収縮・頻脈・心房細動）
　動悸，不整脈（結脈，代脈，疾脈），息切れ，不眠，精神不安感，便が硬いあるいは便秘などを伴う場合に用いる．ストレスでイライラする場合には加味逍遥散を併用する．

### 2) ウイルス性心筋炎
　動悸，頻脈，あるいは不整脈，精神不安，胸痛などを伴う場合に用いる．発熱や高熱を伴う場合には，黄連解毒湯を併用する．

### 3) 慢性疲労症候群
　疲れやすい，疲労倦怠感，動悸，頻脈あるいは不整脈，咳，口腔の乾燥感などを伴う場合に用いる．疲れやすい，疲労倦怠感が著しい場合には，補中益気湯を併用する．

### 4) 慢性肺疾患（肺結核・慢性気管支炎・気管支喘息など）
　乾咳，無痰，あるいは少痰，痰に血が混じる，やせ，息切れ，自汗あるいは寝汗，咽喉部の乾燥感などがみられる場合に用いる．痰に血が混じる場合には，滋陰降火湯を併用する．

### 5) その他
　発作性頻拍，心臓神経症，上室性期外収縮，心室性期外収縮，気管支拡張症，甲状腺機能亢進症などにも用いる．

---

【使用上の注意】
1. 高熱がある場合には単方では投与しない．
2. 下痢の症状がある場合には投与しない．

# 帰脾湯【済生方】 65

【組　　成】人参，黄耆，白朮，当帰，茯苓，竜眼肉，酸棗仁，遠志，甘草，木香，大棗，生姜
【適 応 症】
① 心脾両虚　疲れやすい，全身疲労倦怠感，元気がない，息切れ，食欲不振，軟便，あるいは水様便などの脾気虚の症候に，顔色が悪い，物忘れ，寝汗，精神不安，不眠，あるいは睡眠が浅い，多夢などの心血虚の症候がみられるもの，舌質は淡白，脈は細弱で無力．
② 脾不統血　脾胃虚弱の症状に，血便，不正性器出血，生理の周期が短く量が多く色が淡いあるいは出血が止まらない，または帯下，皮下出血を伴うもの．
【臨床応用】臨床では神経衰弱，心臓病，貧血，子宮機能性出血，血小板減少性紫斑症等の疾患に適応する．病名が異なっていても心脾両虚証であれば本方が適応し有効である．

### 1）神経衰弱・自律神経失調症
　顔色が悪い，物忘れ，寝汗，精神不安，不眠あるいは睡眠が浅い，多夢，疲れやすい，元気がない，食欲不振などがみられる場合に本方を用いる．精神不安やイライラが著しい場合には，加味帰脾湯を用いる．また不眠や睡眠が浅いなどの症状がある場合には，寝る前に酸棗仁湯を併用する．

### 2）子宮機能性出血
　疲れやすい，元気がない，疲労倦怠感，不正性器出血，出血の量は少なく，色は茶色などの症状がみられる場合に本方を用いる．

### 3）血小板減少性紫斑症
　皮下の紫斑症，血小板減少に疲れやすい，元気がない，食欲不振，疲労倦怠感などを伴う場合に本方を用いる．

### 4）その他
　不眠症，健忘症，不安神経症，神経性心悸亢進症，ヒステリー，胃神経症などにも本方を用いる．

【使用上の注意】
1. ほてり，のぼせ，潮熱，寝汗などの陰虚，あるいは陰虚火旺の症候がみられる場合には投与しない．
2. 投与中に高熱，発熱などの熱盛の症状が現れた場合には中止する．

# 66 参蘇飲【和剤局方】
（じんそいん）

**【組　成】** 人参，蘇葉，葛根，半夏，前胡，茯苓，枳実，桔梗，陳皮，甘草，生姜，大棗
**【適 応 症】** 悪寒，発熱，無汗，頭痛，鼻塞，咳嗽，多痰，胸苦しい，腹満，疲れやすい，舌苔は白，脈は弱
**【臨床応用】** 本方は，老人，小児，病後や産後などの身体虚弱の人で，外感風寒，内有痰湿の病証が認められる場合に適応する．

### 1）気虚感冒
体質虚弱の人に解表発汗の強い薬（たとえば麻黄湯）を用いると，発汗過多で正気消耗の状態になりやすいため，補気薬と解表薬を同時にもつ本方が適応となる．本方は，老人，小児，病後や産後などの身体虚弱の人で，咳，痰の症状を伴う感冒に使いやすい処方である．

### 2）咳・痰
かぜや流感を患っていないが，咳，白い痰などの肺の症状がみられる場合に本方を用いる．補気薬が配合されているので，疲れやすい，食欲不振などの胃腸虚弱症状にも効果的である．

### 3）感冒の予防
気虚体質者は抵抗力や免疫能が低下しているため，防御機能が弱くかぜをひきやすい．本方は，人体の防御機能を増強する効能があり，外邪の侵入を防ぎ，感冒を予防する目的で使われる．

### 4）慢性胃腸炎
慢性胃腸炎に伴う慢性下痢，食欲不振，腹部膨満感，悪心，嘔吐などの症状に対して効果がある．本方に含まれる人参，甘草，茯苓は脾胃の気を補い消化吸収機能を高める．また解表薬の紫蘇葉，葛根も脾胃に作用し，さらに治療効果を上げる．

### 5）その他
インフルエンザ，慢性気管支炎，気管支喘息，肺気腫，気管支拡張症，神経症，神経性の咳嗽などにも本方を用いる．

**【使用上の注意】**
1. 高熱がある場合には投与しない．
2. 高血圧の人には慎重に投与する．

# 女神散【浅田家方】 67

【組　成】当帰，川芎，木香，檳榔，香附子，桂枝，丁子，黄連，黄芩，人参，白朮，甘草
【適応症】
①**気血両虚**　顔色が悪い，目がかすむ，四肢のしびれ，食欲不振，元気がない，月経不順，月経の量が少ない，生理痛などがある．
②**心火旺**　めまい，のぼせ，頭痛，不眠，イライラ，肩こり，動悸を伴う．
③**気　滞**　胸が苦しい，憂うつ感，腹部膨満感，悪心，腹痛など伴う．舌質は紅，脈は細数
【臨床応用】本方は，気血両虚の症状と心火旺の症状，あるいは気滞の症状が同時にみられる女性に適応する．

### 1）更年期障害・自律神経失調症・産後の神経症
　顔色が悪い，目のかすみ，疲れやすい，しびれ，食欲不振，元気がない，のぼせ，不眠，イライラ，肩こり，胸が苦しいなどの症状がみられる場合に用いる．

### 2）月経不順・月経困難
　生理が遅れ，生理痛があり，生理前にイライラ，めまい感，頭痛，肩こり，不眠などがみられる場合に効果がある．イライラや怒りやすいなどの症状が著しい場合には，加味逍遥散を併用する．

### 3）胃腸神経症
　胸が苦しい，憂うつ感，腹部膨満感，悪心，腹痛，食欲不振などがあり，疲れやすい，元気がないなどの症状を伴う場合に本方を用いる．食欲不振，飲食物の味がしないなどの症状がみられる場合には，六君子湯を併用する．

### 4）その他
　卵巣機能不全，卵巣切除後症候群，神経症，心身症，心臓神経症などにも本方を用いる．

【使用上の注意】
1. かぜや流感の患者には投与しない．
2. 投与中に発熱，あるいは高熱がみられる場合には中止する．

# 68 芍薬甘草湯【傷寒論】
しゃくやくかんぞうとう

【組　　成】芍薬，甘草
【適 応 症】四肢の筋肉痙攣，疼痛，腹部の平滑筋の痙攣，疼痛，舌質は淡紅，脈は弦緊
【臨床応用】本方は，鎮痙，鎮痛の効能があるため平滑筋や骨格筋の痙攣・疼痛に使われる．

### 1) こむらがえり
　こむらがえりは高齢者に多くみられ，本方を用いると予防効果と頓服での即効的な効果が得られる．症状が著しい場合には1日3回用いるが，軽い場合には，就寝前に1回用いるとよい．

### 2) 腰痛
　突然ギックリ腰になり，痛みがひどく，腰部の活動が制限される場合に用いる．慢性化した腰痛には，疎経活血湯を併用する．

### 3) 坐骨神経痛
　腰痛，下肢のしびれ，痛み，こわばりなどがみられる場合には，芍薬甘草湯＋牛車腎気丸を用いる．慢性化した人には，牛車腎気丸＋桂枝茯苓丸を食後に投与し，芍薬甘草湯を頓服として用いる．

### 4) 尿管結石
　尿管結石に痛みを伴う場合には，本方を用いると痛みが緩和する．臨床では猪苓湯を併用することが多い．

### 5) 顔面の筋肉痙攣・チック症
　眼瞼の痙攣や顔面の筋肉痙攣，緊張するとひどくなるチック症に本方を用いるとよい．ストレスが原因で起こる痙攣の場合には，抑肝散を併用する．

### 6) その他
　肩関節周囲炎，捻挫，打撲症，筋肉痛，帯状疱疹後神経痛，胃痙攣，急性膵炎，吃逆，月経痛などにも本方を用いる．

---

【使用上の注意】
1. 長期間に投与する場合には，高血圧，カリウム低下症に注意する必要がある．
2. 本方を投与する際，または投与中に浮腫があれば，中止すべきである．
3. アルドステロン症，ミオパチー，低カリウム血症の患者には投与しない．

# 香蘇散【和剤局方】 70

【組　　成】香附子，蘇葉，陳皮，甘草，生姜
【適 応 症】悪寒，発熱，頭痛，無汗，胸苦しい，腹部膨満，食欲不振，舌苔は薄白，脈は浮
【臨床応用】本方は，外感風寒に脾胃気滞の症候を伴う場合に適応する処方である．

### 1）胃腸型感冒
　悪寒，発熱，頭痛，無汗などの表証と悪心，嘔吐，腹部膨満，腹痛，下痢などの裏証がともにみられる場合に用いる．

### 2）神経症
　本方は，解鬱，理気，和胃の作用があるため，精神的ストレスによる肝胃気滞や肝気鬱結の症候がみられる場合に用いる．イライラする場合には，加味逍遥散を併用する．

### 3）慢性胃炎・消化性潰瘍
　慢性胃炎や消化器潰瘍の患者に胃部のつかえ感や痛み，腹部膨満感，食欲不振などがみられる場合に本方を用いる．

### 4）過敏性腸症候群・難治性発作性腹痛
　悪心，嘔吐，腹部膨満感，腹痛，下痢などがみられる場合に用いる．腹痛がある場合には，桂枝加芍薬湯を併用する．

### 5）食中毒
　食中毒の回復期に悪心，腹部膨満，腹痛などがある場合に用いる．

### 6）その他
　神経症，心身症，抑うつ，更年期障害，上部消化管機能異常，頭痛，蕁麻疹などにも本方を用いる．

---

【使用上の注意】
1. 外邪が強く，感冒の症状が著しい場合には投与しない．

# 71 四物湯【和剤局方】

**【組　　成】** 地黄，芍薬，当帰，川芎
**【適 応 症】** 顔色が悪くつやがない，皮膚がカサカサして潤いがない，目がかすんで疲れる，ふらつく，四肢のしびれ感，筋肉の痙攣，女性では月経量が少ない，月経周期が長い，無月経，舌質は淡紅，脈は細など
**【臨床応用】** 本方は，補血の代表処方であり，また月経調整の重要な処方でもある．貧血や貧血気味，立ちくらみ，顔色が悪い，目のかすみなどを伴う女性疾患に適応する．

### 1) 貧血症
　顔色が悪くつやがない，立ちくらみ，疲れやすい，舌質は淡，脈は細で無力などの症候がみられる場合に本方を用いる．

### 2) 子宮内膜炎
　顔面蒼白，唇は淡白，不正性器出血などを呈する場合に本方を用いる．不正性器出血がひどい場合には芎帰膠艾湯を用いる．

### 3) 生理痛
　生理前に腰痛や腹痛，疲労倦怠感，顔面蒼白，四肢の冷えなどの症状を伴う場合に本方を用いる．生理痛が著しい場合には桂枝茯苓丸を併用する．

### 4) 慢性腎炎
　血尿，蛋白尿，浮腫，顔色が悪い，立ちくらみ，唇が淡白などの症状を伴う場合に本方を用いる．浮腫が著しい場合には五苓散を併用する．

### 5) 小児乾癬症
　顔面蒼白，皮膚につやがなく，乾癬，かゆみなどの症状がみられる場合には四物湯＋麻黄湯を用いる．

### 6) 慢性湿疹・皮膚瘙痒症
　皮膚に発疹があり，かゆみや熱感，乾燥感などを伴う場合には四物湯＋黄連解毒湯（温清飲）を用いる．

### 7) その他
　卵巣機能不全，産後・流産後の体力低下，不妊症，更年期障害，冷え症，血栓性静脈炎，アトピー性皮膚炎などにも本方を用いる．

---

**【使用上の注意】**
1. 本方はいわゆる造血剤ではないので，貧血や出血後などでは補気剤を併用したほうがよい．
2. 胃腸が弱い，食欲がない，軟便や下痢などがみられる場合には投与しない．

# 甘麦大棗湯【金匱要略】 72

【組　　成】甘草，小麦，大棗

【適 応 症】ぼんやりする，悲哀感がある，よく泣く，焦燥で心が落ち着かない，睡眠が浅い，はなはだしい場合には異常な言動をする，あくびがよく出る，舌質は紅，舌苔は少ない，脈は細数など

【臨床応用】本方は，体質虚弱，憂思の過度，心陰不足，肝気鬱結による臓燥症（ヒステリー様の症状）を治療する処方である．焦燥感，ぼんやりする，悲哀感，不眠，精神不安，脈は細数などが弁証のポイントである．

### 1）ヒステリー症

本方は，特に女性のヒステリー症に対して効果がある．食欲不振，疲労倦怠感を伴うものには，甘麦大棗湯＋六君子湯を用いる．不眠症がひどく睡眠が浅いなどの症状を伴う場合には，甘麦大棗湯＋酸棗仁湯を用いる．

### 2）統合失調症

過度の憂思，過労が原因の焦燥感，ぼんやりする，悲哀感，不眠などの症状がみられる場合に本方を用いる．イライラ，怒りっぽいなどの症状を伴う場合には，甘麦大棗湯＋柴胡加竜骨牡蛎湯を用いる．

### 3）更年期症候群

加齢，あるいは手術や放射線治療などによる卵巣機能低下，女性ホルモン低下などが原因で自律神経失調をもたらし，臓燥症（ヒステリー様の症状）が現れる場合に本方を用いる．特に更年期に現れる潮熱，多汗，不眠，頭痛，めまい，煩燥などの症状に対して有効である．

### 4）その他

てんかん発作，小児夜泣き，小児夜尿症，小児夜驚症，ヒステリー球，多汗症，慢性咽喉炎などの疾患に焦燥感，驚きやすい，悲哀感，不安感，寝つきが悪い，脈は細数などの症候を呈する場合に本方を用いる．

---

【使用上の注意】
1. アルドステロン症，ミオパチー，低カリウム血症の患者には投与しない．
2. 長期間投与する場合には，血清カリウム値や血圧の測定を定期的行い，異常が認められ次第，ただちに投与を中止する．
3. フロセミド，エタクリン酸，またはチアジド系利尿剤との併用で，血清カリウム値が低下しやすくなるので注意が必要である．

# 73 柴陥湯【本朝経験方】

【組　成】柴胡，黄芩，半夏，人参，黄連，栝楼仁，甘草，大棗，生姜
【適 応 症】寒熱往来，胸脇苦満の半表半裏証に，咳，胸痛，胸内苦悶，痰は黄色で粘稠，上腹部のつかえ感，口の乾き，舌苔は黄，脈は弦など
【臨床応用】臨床では気管支炎，肺炎，肋膜炎，胃炎，慢性肝炎，胆嚢炎などで，胸痛あるいは寒熱往来，胸脇苦満の半表半裏証を呈する場合に適応する．

### 1) 気管支炎・気管支喘息
　咳，黄色い痰，喘息，胸部の煩悶感，胸痛，悪心，胸脇苦満などの症状がみられる場合に用いる．高熱や黄色い痰が多い場合には，清肺湯および抗菌薬を併用する．

### 2) 胸膜炎・肋膜炎
　胸痛，胸部の煩悶感，呼吸が苦しい場合に，本方を用いる．強い胸痛には四逆散を併用する．

### 3) その他
　かぜ症候群，気管支炎，気管支拡張症，帯状疱疹，肋間神経痛などにも本方を用いる．

---

【使用上の注意】
1. 手足のほてり，のぼせ，寝汗などの症状がみられる場合は投与しない．
2. インターフェロンと一緒に投与しない．

# 調胃承気湯【傷寒論】 74

【組　　成】大黄，芒硝，甘草
【適 応 症】便秘，口渇，心煩，発熱，熱感または腹部脹満感，うわごと，興奮状態など．舌質は紅，舌苔は黄色，脈は滑数など
【臨床応用】本方は熱結を瀉下し，便秘，口渇，心煩，発熱あるいは熱感などの裏実熱証に適応する．

### 1) 便　秘
　口渇や発熱，熱感を伴う便秘に適応する．特に流感や肺炎などの熱性疾患や感染症に伴う便秘に対して有効である．

### 2) 口腔炎・口腔潰瘍
　胃腸燥熱が原因で口腔の炎症や潰瘍をもたらす．口渇，口内の熱感，咽喉腫痛，便秘，煩燥などの症状がみられる場合に本方を用いる．

### 3) 急性肺炎・脳炎・流感・産後高熱など
　瀉下の方剤は熱性疾患の治療に対して重要な役割を果たしている．高熱，便秘，口渇などの症状を認める場合に本方を用いると，便秘を解消するとともに高熱などの症状も改善される．

### 4) その他
　慢性胃腸炎，過敏性腸症候群，急性扁桃腺炎，急性咽喉炎，急性黄疸性肝炎，食中毒などの疾患に，便秘，口渇，高熱あるいは熱感など，燥，実の症候がみられる場合に用いる．

---

【使用上の注意】
1. 虚証あるいは虚寒証の便秘には不適である．
2. 妊婦または妊娠している可能性のある女性には慎重に投与する．

# 75 四君子湯【和剤局方】

【組　成】人参，白朮，茯苓，甘草，生姜，大棗
【適 応 症】疲労倦怠感，疲れやすい，元気がない，顔色が萎黄，声に力がない，食欲不振，消化吸収が悪い，泥状から水様便，舌質は淡，舌苔は白，脈は細で無力など
【臨床応用】本方は，補気健脾の効能があり，脾胃虚弱証を治療する代表方剤で，顔色不良，食欲不振，全身倦怠感，心窩部の不快感などの症状を特徴とする病態に適応する．

### 1) 慢性肝炎
　顔色が悪い，体がだるくて疲れやすい，食欲不振，軟便などの症状を伴う場合に用いると，臨床症状や肝機能障害などの改善が期待できる．

### 2) 慢性胃炎・胃潰瘍
　本方は，胃痛，あるいは上腹部痛，心窩部のつかえ感，食欲不振，疲労倦怠感，軟便あるいは下痢などの症状を伴う場合に用いる．

### 3) 胃　痛
　本方は，胃痛，心窩部の痛みやつかえ感，疲労倦怠感，食欲不振などの症状がある場合に用いる．

### 4) 過敏性腸症候群
　腹痛や腹部膨満感，便秘と下痢を繰り返す，疲労倦怠感，食欲不振などの症状がみられる場合に用いる．

### 5) 慢性腸炎・下痢症
　慢性下痢を繰り返し，腹痛，腹部膨満，体がだるくて疲れやすいなどの症状がみられる場合に用いる．

### 6) 慢性口腔潰瘍
　口腔潰瘍を繰り返し，食欲がない，疲労倦怠感などの症状を伴う場合に用いる．

### 7) その他
　慢性胃腸炎，上部消化管機能異常，術後消化管機能障害，慢性膵炎，消化不良，逆流性食道炎，胃腸虚弱などの疾患で，脾胃気虚の症候がみられる場合にも本方を用いる．

---

【使用上の注意】
1. 手足のほてりやのぼせ，潮熱などの陰虚の症候がみられる場合には慎重に投与する．
2. 高熱や発熱がある場合には投与しない．

# 竜胆瀉肝湯【薛氏十六種】 76

【組　　成】竜胆草，山梔子，黄芩，車前子，沢瀉，木通，当帰，甘草，地黄
【適 応 症】
①肝胆実火証　頭痛，めまい，耳鳴り，突発性難聴，気持ちが焦ってイライラする，怒りっぽい，顔面の紅潮，目の充血，口が苦い，胸脇の痛み，舌の尖辺は紅，舌苔は黄色，脈は弦数など
②下焦湿熱証（肝胆湿熱下注証）　発熱，排尿痛，排尿困難，残尿感，尿の混濁，陰部の熱感またはかゆみ，腫脹，悪臭を伴う黄色の帯下など，舌苔は黄膩，脈は数など
【臨床応用】本方は肝胆実火証と肝胆湿熱下注証を治療する主要な方剤であり，頭痛，胸脇の痛み，口が苦い，顔面の紅潮，目の充血あるいは発熱，排尿痛，排尿困難，尿の混濁，陰部の熱感，かゆみ，腫脹などが弁証のポイントである．

### 1）頭　痛
　頭痛，顔面紅潮，目の充血，イライラ，怒りっぽい，胸脇の痛み，口が苦いなどの症状がみられる場合に本方を用いる．

### 2）高血圧
　血圧が高い，顔面の紅潮，目の充血，イライラ，怒りっぽい，口が苦いなどの症状がみられる場合に本方を用いる．

### 3）突発性難聴・耳鳴り
　突発性難聴や耳鳴りに顔面の紅潮，熱感，イライラ，怒りっぽい，興奮しやすいなどの症状を伴う場合に本方を用いる．

### 4）急性黄疸性肝炎
　発熱，皮膚や目の黄疸，胸脇苦満，口が苦いなどの症状がみられる場合に用いる．

### 5）急性胆嚢炎
　発熱，黄疸，上腹部の痛み，胸脇苦満，口が苦いなどの症状がみられる場合に用いる．

### 6）陰部湿疹・陰部瘙痒症
　陰部の皮膚に湿疹，かゆみ，熱感，びらんなどがみられ，陰部の瘙痒，熱感，イライラ，怒りやすいなどの症状を伴う場合に本方を用いる．

### 7）尿路感染症
　発熱，排尿痛，排尿困難，残尿感，尿の混濁などの症状がある場合に用いる．

### 8）ベーチェット病
　初期の症状として口腔内アフタ性潰瘍，多彩な皮膚症状（結節性紅斑，皮疹など），外陰部潰瘍，体の熱感などがみられる場合に本方を用いる．

### 9）帯状疱疹

　赤い疱疹または水泡，腫れやヒリヒリする痛み，皮膚の熱感などの症状がみられる場合に，本方を用いる．また早期に用いるほど効果的で，症状の悪化を防ぎ，帯状疱疹後神経痛の予防効果もある．

### 10）前立腺炎

　小便の混濁，灼熱感を伴う尿道痛，会陰部の脹痛や圧痛，頻尿，排尿困難または不快感があり，さらに発熱，口渇，口苦，下腹部の痛みや膨満感などを伴う場合に適応する．

### 11）その他

　膀胱神経症，前立腺肥大症，子宮内膜症，トリコモナス腟炎，腟炎，陰部潰瘍などにも用いる．

---

**【使用上の注意】**
1. 本方は苦寒性質の生薬が多く含まれ胃腸障害を起こしやすいため，胃腸が弱い人には慎重に投与する．また症状が改善し次第，ただちに中止し，長期間の投与はしない．
2. 寒がりや手足の冷えなどの寒証がみられる場合には投与しない．
3. 本方投与中に手足の冷え，寒がり，胃腸障害などの症状が出た場合は投与を中止する．

# 芎帰膠艾湯【金匱要略】 77

- 【組　　成】地黄，芍薬，当帰，川芎，艾葉，甘草，阿膠
- 【適 応 症】顔色が悪くつやがない，皮膚がかさかさして潤いがない，四肢のしびれ，筋肉のひきつり，目のかすみや疲れ，頭のふらつきなどの血虚症候とともに，血便，血尿，不正性器出血などの出血症候を伴う．出血の特徴は，血色は淡暗で，少量，持続することが多い．舌質はやや淡白，脈は沈細弱あるいは虚
- 【臨床応用】女性血虚による出血（不正性器出血，月経過多，産後の出血，妊娠の出血など）に，顔色が悪くつやがない，目のかすみや疲れ，四肢のしびれ，筋肉のひきつりなどの症状を伴う場合に適応する．

　　また，男女を問わず血虚症候（四肢のしびれ，顔色が悪くつやがない，目のかすみや疲れなど）に，出血の症状を伴う場合に適応する．

## 1) 不正性器出血

出血の色は淡暗で，量は少なく長引き持続する．顔色が悪くつやがない，目のかすみや疲れ，四肢の冷えなどの症状がみられる場合に本方を用いる．疲れやすい，全身疲労倦怠感，食欲不振などを伴う場合には芎帰膠艾湯＋帰脾湯を用いる．

## 2) 月経過多

月経の量が多く，色は紫暗あるいは淡暗，顔色が悪い，四肢の冷えなどの症候がみられる場合に本方を用いる．

## 3) 切迫流産・流産後の出血

妊娠中に出血，腹痛があり，流産の兆しを認める場合に本方を用いる．体がだるくて疲れやすいときや，胃腸が弱くて疲れやすいときには帰脾湯を併用すると効果的である．

## 4) 産後の子宮収縮不全による出血

産後に出血が続き，出血の色は淡暗で，顔色が悪くてつやがない，口唇の淡白，四肢の冷えなどの症状がみられる場合に本方を用いる．

## 5) 痔出血

比較的体力が低下した人で出血が長びき，出血の色は淡暗で，貧血やめまい，手足の冷えなどを伴う場合に用いる．

## 6) その他

貧血症，外傷性内出血，腎・尿路の出血にも効果的である．

【使用上の注意】
1. 炎症性，充血性の血熱妄行による出血には投与しない．
2. 手足のほてり，のぼせ，潮熱，寝汗などを伴う出血には投与しない．

# 78 麻杏薏甘湯【金匱要略】

【組　　成】薏苡仁，麻黄，杏仁，甘草
【適 応 症】発熱，全身の関節や筋肉の腫れ，痛み，咳，咽喉の腫れや痛み，舌苔は白膩，脈は緩など
【臨床応用】本方は発熱，咳，全身関節や筋肉の腫れ，痛みなどが弁証の要点である．

## 1）感冒・インフルエンザ

かぜや湿邪の侵入による外感病の初期に悪寒，発熱，身体が重くて痛いなどの症状がみられる場合に用いる．たとえば，湿気が多い梅雨の季節にかぜをひいて悪寒や発熱があり，加えて筋肉痛がある場合に用いる．

## 2）関節痛・筋肉痛・神経痛

本方は発汗，去風湿の作用があり，風寒湿邪を体表から除去し，痺症の初期に起こる悪寒，発熱，筋肉痛，関節痛，腫れなどの症状を緩和，治療する．関節痛が長引き，疲労倦怠感や疲れやすいなどの症状がみられる場合には防已黄耆湯を併用する．痛みがひどい場合には疎経活血湯を合方する．

## 3）その他

寝違え，頸肩腕症候群，腰痛，坐骨神経痛，慢性関節リウマチ，汗疱状白癬，汗疱などにも用いる．

---

【使用上の注意】
1. 麻黄は発汗の作用があるため，多汗，脱水の患者には慎重に投与する．
2. 神経敏感の人に投与すると，動悸や不眠などの症状を起こしやすいため，慎重に投与する．

# 平胃散【和剤局方】 79

【組　　成】蒼朮，厚朴，陳皮，甘草，大棗，生姜

【適 応 症】腹部膨満，胃部のつかえ，食欲不振，味がしない（味覚障害），吐き気，嘔吐，呑酸，四肢が重くてだるい，泥状便から下痢傾向，舌質は淡，舌苔は白膩あるいは厚膩，脈は緩など

【臨床応用】本方は，腹部膨満，胃部のつかえ感，吐き気，嘔吐，呑酸などの症状が現れる場合に適応する．

### 1）慢性胃炎

胃痛あるいは上腹部膨満感，心窩部のつかえ感，食欲不振などの症状を伴う場合に本方を用いる．

### 2）急性胃腸炎・慢性胃腸炎・下痢

腹痛，腹部膨満，吐き気，嘔吐，下痢などの症状がみられる場合に本方を用いる．急性胃腸炎に発熱，下痢がひどいなどの症状がみられる場合には平胃散＋黄連解毒湯を用いる．慢性胃腸炎に腹痛，下痢，吐き気，腹部膨満，冷えなどの症状がみられる場合には平胃散＋呉茱萸湯を用いる．

### 3）消化不良

胃のもたれ，腹部膨満，吐き気，嘔吐，食欲不振などの症状を伴う場合に本方を用いる．

### 4）胃潰瘍・十二指腸潰瘍

上腹部の痛み，腹部膨満，心窩部のつかえ，食欲不振，味がしない（味覚障害），呑酸などの症状を伴う場合に本方を用いると，症状の改善がみられる．

### 5）その他

胃腸型感冒，上部消化管機能異常，口内炎，食欲不振などにも用いる．

【使用上の注意】
1. 本方は辛温燥で陰血を損傷しやすいため微熱，潮熱，手足のほてりやのぼせなどの陰虚の症候がみられる場合には投与しない．
2. 妊婦には投与しない．

# 80 柴胡清肝湯【一貫堂創方】

【組　成】当帰，地黄，川芎，芍薬，黄連，黄芩，黄柏，山梔子，柴胡，栝楼根，桔梗，薄荷，連翹，牛蒡子，甘草

【適応症】皮膚の紅腫，瘙痒，煩燥，怒りやすい，熱感，口苦，目の充血やかゆみ，咽喉の腫れや痛みなど．舌質は紅，舌苔は黄色，脈は数など

【臨床応用】本方は，肝経風熱による皮膚の紅腫，瘙痒，煩燥，怒りやすい，熱感，口苦，咽喉の腫れや痛みなどを治療する方剤である．

### 1) アトピー性皮膚炎・湿疹
本方は，皮膚の熱感，かゆみ，湿疹などの症状に効果的である．皮膚の熱感，炎症が強い場合には黄連解毒湯を併用する．

### 2) アレルギー性結膜炎
花粉症や目のアレルギーに目の充血，腫れ，紅腫，かゆみ，熱感などがみられる場合に用いると著しい効果がみられる．

### 3) その他
慢性鼻炎，慢性副鼻腔炎，中耳炎，慢性咽喉炎，扁桃腺炎，神経症，陰部湿疹，陰部瘙痒症，尋常性痤瘡などに用いる．

---

【使用上の注意】
1. 本方は，苦寒の生薬が多く含まれ胃腸障害を生じやすいので，胃腸が弱い人には慎重に投与する．
2. 手足の冷え，寒がりなどの冷え症には投与しない．

# 二陳湯【和剤局方】 81

【組　　成】半夏，陳皮，茯苓，甘草，生姜
【適 応 症】咳嗽，白色で多量の痰，胸がつかえて苦しい，悪心，嘔吐，肢体が重くてだるい，めまい，動悸，舌苔は白膩あるいは白滑，脈は滑など
【臨床応用】本方は，痰証を治療する代表処方である．咳嗽，多量の白い痰，舌苔は白潤，脈は滑などの症候に適応する．

### 1）老年性慢性気管支炎
　本方は，高齢者で咳嗽，多量の白い痰，食欲不振などの症状がみられる場合に適応する．痰が白くて薄く，呼吸困難，寒がり，四肢の冷え，胸部の脹満感などの症状を伴う場合には二陳湯＋麻黄附子細辛湯を用いる．食欲不振，味がしない，疲れやすい，痰が多いなどの症状がみられる場合には六君子湯＋二陳湯を用いる．

### 2）小児喘息
　小児喘息の発作で呼吸困難，多痰などの症状が現れる場合には二陳湯＋五虎湯を用いる．

### 3）慢性胃炎
　吐き気，嘔吐，胃部の不快感や胃もたれなどの症状がみられる場合に本方を用いる．

### 4）口腔粘液性嚢腫
　口腔内に粘液性嚢腫があり，粘膜の充血などの症状がみられる場合には，二陳湯＋黄連解毒湯を用いる．

### 5）小児注意欠陥・多動障害（ADHD）
　過度の注意集中困難，多動性，衝動性などの症状を示す子どもに用いる．一般的に二陳湯＋抑肝散（抑肝散加陳皮半夏）を用いる．

### 6）その他
　神経症，上部消化管機能異常（胃下垂症，胃アトニー症），めまい，動悸，自律神経失調症などで痰の症状がみられる場合に用いる．

---

【使用上の注意】
1. 本方は，辛温燥の性質の生薬が含まれ陰血を損傷しやすいため，微熱，潮熱，手足のほてりやのぼせなどの陰虚の症候がみられる場合には投与しない．
2. 空咳，痰は少なく切れにくい，痰に血液が混じる場合には投与しない．
3. 妊婦には投与しない．

# 82 桂枝人参湯【傷寒論】

【組　　成】桂枝，人参，白朮，乾姜，甘草

【適 応 症】頭痛，悪寒，微熱，自汗，疲労倦怠感，食欲不振，下痢，舌質は淡，舌苔は白，脈は沈遅，あるいは沈細無力など

【臨床応用】本方は，温中散寒，健脾益気，辛温解表の生薬が配合されている処方であり，陽虚証や虚寒証による頭痛や立ちくらみなどに適応する．

臨床では，胃腸が虚弱であるものにかぜ，頭痛，悪寒，微熱，自汗，関節痛などの症状を伴う場合に適応する．

### 1) 胃腸の虚弱

全身疲労倦怠感，食欲不振，味を感じない，手足や腹部の冷え，泥状，あるいは水様便などの症状があり，同時に頭痛，悪寒，微熱，自汗などの表寒証を伴う場合に用いる．

### 2) 頭　痛

頭痛に寒がり，四肢の冷え，低血圧，疲れやすい，食欲不振，ふらつき，立ちくらみなどの症状を伴う場合に本方を用いると効果的である．特に低血圧，ふらつき，立ちくらみの症状を伴う頭痛にはその効果が顕著に現れやすい．

### 3) 低血圧

低血圧にふらつき，立ちくらみ，四肢の冷，疲労倦怠感，頭痛などの症状がみられる場合に用いる．

### 4) その他

急・慢性胃腸炎，上部消化管機能異常，急・慢性胃炎，胃十二指腸潰瘍，慢性腎炎，立ちくらみ，病後や術後の体力低下などにも本方を用いるとよい．

【使用上の注意】
1. 本方は，温燥の性質をもつため，手足のほてりやのぼせ，潮熱などの陰虚内熱の症候がみられる場合には投与しない．
2. 発熱や高熱がある患者には投与しない．

# 抑肝散加陳皮半夏【本朝経験方】 83

【組　　成】柴胡，釣藤鈎，当帰，川芎，白朮，茯苓，甘草，陳皮，半夏
【適 応 症】イライラ，胸部の煩悶，脇の脹満，悪心，嘔吐，咽喉の不快感，胃部の膨満感，手足の震えなど，舌質はやや紅，舌苔は白膩，脈は弦滑など
【臨床応用】本方は抑肝散に二陳湯を加えたものである．抑肝散は肝鬱，肝熱の病態を調節・治療し，二陳湯は利気化痰の効能があるため，痰証，鬱証の治療に効果的である．

### 1）抑うつ状態・神経症・自律神経失調症・更年期症候群など
　悪心，嘔吐，咽喉に痰がかかってすっきりしない，胃部の膨満感などの痰結の症候と，イライラ，胸部の煩悶，咽喉部のつかえ感・異物感，脇の脹満など気滞の症候を伴う場合に用いる．

### 2）認知症
　痰が多い，悪心，嘔吐，食欲不振，腹部脹満感またはイライラ，落ち着きがないなどの認知症に伴う周辺症状の治療に用いる．

### 3）その他
　ヒステリー，チック症，てんかん，脳血管障害後遺症，小児の夜鳴，小児疳症などにも効果的である．

---

【使用上の注意】
1. 発熱がある患者には投与しない．
2. 手足のほてり，のぼせ，寝汗，潮熱がある人には投与しない．

# 84 大黄甘草湯【金匱要略】

【組　　成】大黄，甘草
【適 応 症】便秘，悪心，嘔吐（食べるとすぐ吐く）など
【臨床応用】本方は，常習性便秘や急性便秘などに適応する．
　便秘，腹部膨満感，腹痛などがみられ，手足の冷え，温かいものを好む．脈が沈遅などを呈する場合には大黄甘草湯＋人参湯を投与する．また冷えや冷感がひどいときには大黄甘草湯＋附子末を投与し，食欲不振などがみられる場合には大黄甘草湯＋六君子湯を用いる．

【使用上の注意】
1. 虚証あるいは虚寒証の便秘には，単方での投与はしない．
2. 妊婦や妊娠している可能性のある女性には慎重に投与する．

# 神秘湯【浅田家方】 85

【組　　成】麻黄，杏仁，厚朴，陳皮，柴胡，紫蘇葉，甘草
【適 応 症】咳，呼吸困難，喘鳴，少痰に，イライラ，憂うつ感，胸脇苦満などの症候を伴う．舌苔は白，脈は弦
【臨床応用】臨床では咳，呼吸困難，喘鳴，少痰，イライラ，憂うつ感，胸脇苦満などが弁証の要点となる．

### 1）気管支喘息
　ストレスなどで，呼吸困難，イライラ，過換気症候群，胸部の苦満感，つかえ感などの症状がある場合に用いると優れた効果が得られる．

### 2）急性気管支炎・慢性気管支炎
　熱はなく，咳，痰，呼吸困難，イライラを伴う場合に本方を用いる．炎症が著しい場合には抗菌薬を併用する．

### 3）その他
　かぜ症候群，気管支拡張症，肺気腫，小児気管支喘息などにも本方を用いる．

---

【使用上の注意】
1．麻黄は発汗の作用があるため，多汗の患者には慎重に投与する．
2．痰が多く，色が黄色である場合には，単独での投与はしない．
3．疲労倦怠感，疲れやすいなどの気虚の症候がみられる場合には投与しない．

# 86 当帰飲子【済生方】

【組　成】当帰, 芍薬, 地黄, 川芎, 何首烏, 黄耆, 荊芥, 防風, 白疾藜, 甘草

【適応症】皮膚の乾燥感および白い落屑, 皮膚の瘙痒, 夜になるとかゆみが増強する. 皮膚には, つやがなく, カサカサし, かゆみが全身に蔓延することが多い. ときにめまいや疲労倦怠感を伴う. 舌質は淡, 舌苔は薄, 脈は細など

【臨床応用】本方は, 四物湯を基礎として養血活血に働き, 荊芥, 防風, 白疾藜などの去風生薬を加えてかゆみを止める. 臨床では老人性皮膚搔痒症, 湿疹やアレルギー性皮膚炎, 蕁麻疹などに適応する.

### 1) 老人性皮膚搔痒症
皮膚がカサカサし, 乾燥, かゆみ, 触ると白い落屑があり, 夜になるとかゆみが増強するなどの症状がみられる場合に用いる.

### 2) アトピー性皮膚炎・慢性湿疹
皮膚が乾燥しカサカサした状態で, 落屑やかゆみなどの症状がある場合に本方を用いると効果が得られる.

### 3) 慢性蕁麻疹
貧血や貧血気味で, 蕁麻疹によるかゆみ, 皮膚の乾燥などの症状がみられる場合に本方を用いる.

### 4) その他
皮質欠乏性皮膚炎, 尋常性乾癬, 尋常性痒疹などの慢性皮膚疾患で, 皮膚のかゆみや乾燥またはカサカサ感などの症状がみられる場合にも本方を用いる.

---

【使用上の注意】
本方は, 温補・潤燥の作用があるため, 皮膚の炎症が強いときや滲出物が多い場合には投与しない.

# 六味丸【小児薬証直訣】

【組　　成】地黄，山薬，山茱萸，沢瀉，茯苓，牡丹皮

【適 応 症】腰や膝の怠さや脱力感，頭のふらつき，めまい，耳鳴り，聴力減退，手のひらや足の裏のほてり，のぼせ，身体の熱感，口や咽喉部の乾燥感，午後の潮熱，寝汗，遺精，歯の動揺，舌質は紅絳，舌苔は少ないあるいは無苔，脈は細数など

【臨床応用】本方は補陰の基本処方であり，腎陰不足に適応する．臨床では腰や膝の脱力感，めまい，耳鳴り，潮熱，寝汗，手足のほてり，のぼせなどの症候が弁証の要点となる．

### 1) 糖尿病

腰や下肢の脱力感，腰痛，寝汗，手足のほてり，のぼせ，めまいなどの症状を伴う場合に本方を用いると，臨床症状を改善する．眼底出血がみられる場合には六味丸＋黄連解毒湯を用い，また網膜症の症状がみられる場合には六味丸＋四物湯を用いる．末梢神経障害の症状があれば，六味丸＋桂枝茯苓丸を投与する．

### 2) 甲状腺機能亢進

腰や膝の脱力感，潮熱，寝汗，手足のほてり，イライラ，興奮しやすい，ふらつきなどの症状を伴う場合には本方に柴胡加竜骨牡蠣湯を併用する．

### 3) リウマチ性関節炎

本方は，腰や膝の脱力感，関節の熱感や痛み，潮熱，寝汗，手足のほてりなどの症状がみられる場合に用いる．特に子どものリウマチ性関節炎には，ステロイド剤と併用することで徐々にステロイド剤を減量し，後に中止をすることも期待できる．関節の痛みがひどい場合には防已黄耆湯を併用する．

### 4) 気管支喘息

本方は，喘息に腰や下肢の脱力感，めまい，耳鳴り，潮熱，寝汗，手足のほてりなどの症状がみられる場合に適応する．特に子どもの喘息に対して体質の改善，発作の予防などの効果が得られる．吸入薬を併用している場合には，その薬の減量あるいは中止も期待できる．

### 5) 慢性腎炎・ネフローゼ

腰や下肢の脱力感，手足のほてり，のぼせ，寝汗，浮腫，蛋白尿，高血圧などの症状がみられる場合に用いる．特に慢性腎炎に治療効果があり，ステロイド剤と併用することでステロイド剤の減量や中止が期待できる．

### 6) 男性不妊症

精子の数が少ない，血清抗精子抗体陽性，精子活動率の低下などがみられる患者に，腰や下肢の脱力感，寝汗，手足のほてり，のぼせなどの症状を伴う場合に本方を用いる．疲れやすい，疲労倦怠感，精子活動率の低下が著しい場合には補中益気湯を併用する．

### 7）慢性前立腺炎
排尿困難，残尿感，陰部不快感，腰や下肢の脱力感，手足のほてりやのぼせなどの症状がみられる場合に本方を用いると，症状の緩和が期待できる．

### 8）更年期症候群
本方は，腰や下肢の脱力感，めまい，耳鳴り，潮熱，寝汗，手足のほてりなどの症状に用いる．

### 9）小児の発達遅延
本方は，小児の五遅（歯遅，行遅，智遅，語遅，泉門閉鎖遅延）に対して発達促進の効果が期待できる．小児の自閉症は生得的な脳の障害や精神遅滞などを伴うことがあるため，本方を用いる．

### 10）小児発熱
小児に原因不明の発熱が続き，口渇，疲労倦怠感，手足のほてり，のぼせなどの症状を伴う場合に本方を用いると，解熱や体質の改善などの効果が得られる．熱が高いときには白虎加人参湯を合方する．

### 11）小児のアトピー性皮膚炎
皮膚の発疹，乾燥感，かゆみ，熱感がみられる場合に本方を用いる．かゆみや熱感が著しい場合には黄連解毒湯を併用する．

### 12）夜尿症
夜尿症に元気がない，寝汗，手足のほてり，のぼせなどの症状を伴う場合に用いる．子どもの夜尿症にはしばしば腰椎分裂症を伴うことがあるが，本方はこの症例にも応用できる．腰椎分裂症に処方する場合は，患者の年齢は若いほど効果が現れやすい．

### 13）その他
膀胱神経症，慢性膀胱炎，前立腺肥大症，高血圧，腰痛症，肩こり，脳血管障害後遺症，老人性皮膚瘙痒症，小児の虚弱体質などにも用いる．

---

【使用上の注意】
1. 本方は薬性が滋膩（甘味があってしつこい）のため，胃腸が弱く軟便や下痢の症状がみられる場合には慎重に投与する．
2. 食後に服用すると胃腸障害を起こしにくい．

# 二朮湯【万病回春】 88

【組　　成】蒼朮，白朮，茯苓，羌活，天南星，威霊仙，半夏，黄芩，陳皮，香附子，生姜，甘草
【適 応 症】湿痺（着痺）筋肉や関節がだるい，しびれ，痛み，運動障害，むくみや軽度の浮腫など．舌質は白膩，脈は滑
【臨床応用】本方は，浮腫消退，利尿，鎮痛，鎮痙などの効果があり，肩関節周囲炎（五十肩），頸肩腕症候群，腰痛症，膝関節症，慢性関節炎，慢性関節リウマチなどで湿痺の症候を伴うものに適応する．

### 1）肩関節周囲炎（五十肩）
本方は五十肩の第一処方として選択される．急性期に発熱や熱感などの症状を伴う場合には二朮湯＋越婢加朮湯を用いる．また五十肩の慢性期に瘀血（血液循環障害）の症候を伴い，痛みがひどく，上肢の活動障害があれば二朮湯＋桂枝茯苓丸加薏苡仁を用いる．

### 2）その他
頸肩腕症候群，変形性関節症，肩こり症，慢性関節リウマチ，上腕神経痛などに関節痛，しびれ，運動障害，むくみなどの症状がみられる場合に用いる．

---

【使用上の注意】
1. ほてり，のぼせ，潮熱などの陰虚症候を伴う人には投与しない．
2. 妊婦には投与しない．

# 90 清肺湯【万病回春】
（せいはいとう）

【組　　成】陳皮，茯苓，甘草，生姜，当帰，麦門冬，黄芩，桔梗，杏仁，山梔子，桑白皮，天門冬，貝母，五味子，大棗，竹筎

【適 応 症】発熱，咳嗽，多痰，痰の色が黄色，痰に粘性があり吐き出しにくい，呼吸困難，口渇など，舌質は紅，舌苔は黄膩，脈は弦数など

【臨床応用】本方は，咳嗽，痰は黄色，咽喉部の腫れ・かゆみ・痛み，舌苔は白あるいは黄色，脈は滑などの症候を伴う場合に適応する．

### 1）かぜ症候群・インフルエンザ
かぜやインフルエンザを罹患し，咳嗽，多痰，咽喉部に腫れ，かゆみ，痛みなどを伴う場合に本方を用いる．

### 2）気管支炎・気管支拡張症
咳嗽がひどい，痰が多くて色がやや黄色，口渇，肺熱症候を伴う熱咳に用いる．発熱を伴う場合には白虎湯加人参湯を併用する．炎症が著しい場合には抗菌薬を併用する．

### 3）ウイルス性肺炎
高熱，咳，痰は黄色，胸痛，呼吸困難などの症状がみられる場合には黄連解毒湯を併用する．

### 4）その他
上気道炎，慢性副鼻腔炎，間質性肺炎などにも本方を用いる．

---

【使用上の注意】
本方は薬性がやや寒涼性であるため，寒がり，顔面の蒼白，痰が薄く白いなどの肺寒症状を伴う場合には投与しない．

# 竹茹温胆湯【万病回春】 91

【組　　成】半夏, 陳皮, 茯苓, 甘草, 生姜, 柴胡, 人参, 黄連, 麦門冬, 桔梗, 枳実, 香附子, 竹茹

【適 応 症】持続性発熱(微熱), 咳嗽, 多痰, イライラ, 怒りっぽい, 胸脇部の脹痛, 腹部膨満感, 口渇, 食欲不振, 疲れやすいなど, 舌質は紅, 舌苔は黄膩, 脈は弦滑など

【臨床応用】本方は, 咳嗽, 多痰, 微熱が続く, 不安や不眠などの症状を伴う場合に適応する.

### 1) かぜ症候群・インフルエンザ

かぜやインフルエンザを罹患し, 咳嗽, 多痰, 微熱などが長引く, 不安, 不眠, イライラなどを伴う場合に本方を用いる.

### 2) 気管支炎・気管支喘息

咳嗽, 痰が多い, 呼吸困難, 胸脇苦満(胸部と腹部に膨満感があり, 肋骨弓下部の抵抗感や圧痛), 微熱などの症状がみられる場合に本方を用いると症状の改善が得られる.

### 3) 自立神経失調症

めまい, 不眠, 多夢, 四肢のしびれ, 多汗, 動悸, 胸苦しい, 煩悶などの症状がみられる場合に本方を用いる.

### 4) 肺炎の回復期

咳嗽, 多痰, 微熱, 多汗, 不眠, 胸脇苦満などの症状がみられる場合に本方を用いると, 症状の改善がみられる.

### 5) その他

気管支拡張症, てんかん, 更年期障害, 神経症, 統合失調症, 慢性胆嚢炎, 不眠症, 心臓神経症, 脳動脈硬化などで痰熱上擾の症候を伴う場合に本方を用いる.

---

【使用上の注意】
本方の投与中に血圧上昇, 浮腫などの症状が現れた場合には中止する.

# 92 滋陰至宝湯【万病回春】

【組　成】当帰，芍薬，麦門冬，貝母，知母，地骨皮，柴胡，薄荷，香附子，白朮，茯苓，陳皮，甘草

【適応症】微熱，寝汗，咳，イライラ，抑うつ，動悸，不安，月経不順，疲労倦怠感，舌質は紅，舌苔は少ない，脈は細弱

【臨床応用】

### 1) 空咳
空咳，喘息，痰は少ない，あるいは痰が切れにくいなどの肺陰不足の症候に適応する．また陰虚の体質でかぜをひき，空咳が続いている場合に，改善・治療の効果が期待できる．

### 2) 自律神経失調症・更年期障害など
イライラ，抑うつ，動悸，精神不安，寝汗，疲労倦怠感などの症候がみられる場合に用いる．腰痛や腰と下肢の脱力感を伴う場合には六味地黄丸を併用する．

### 3) 肺結核・原因不明の微熱
微熱，寝汗，イライラ，抑うつ，動悸，疲労倦怠感などの症状がみられる場合に用いる．

### 4) 月経不順
月経前後のイライラ，精神不安，熱感，月経の量が少ないなどの症状がみられる場合に本方を用いる．

### 5) その他
急・慢性気管支炎，気管支拡張症，気管支喘息，肺気腫，肺線維症，間質性肺炎，上気道炎などにも用いる．

---

【使用上の注意】
1. 胃腸が弱い人には慎重に投与する．
2. 痰が多いまたは黄色の痰，厚苔を伴う咳嗽がみられる場合には投与しない．

# 滋陰降火湯【万病回春】 93

【組　　成】地黄, 麦門冬, 天門冬, 白芍薬, 当帰, 黄柏, 知母, 陳皮, 白朮, 甘草
【適 応 症】空咳, 痰が少ないあるいは痰が粘稠で出しにくい, 痰に血が混まじる, 寝汗, 潮熱, 口や咽喉部の乾き, ほてり, のぼせ, ふらつき, 腰や下肢に力がない, 舌質は紅絳で乾燥, 舌苔は少ないあるいは無苔, 脈は細数
【臨床応用】

1）気管支炎・肺結核・胸膜炎

　痰があっても少なく, ときに痰に血が混じる, 乾燥した咳, 寝汗, 口や咽喉部の乾き, 舌は紅, 舌苔は乾燥などの症候がみられる場合に用いる.

2）自律神経失調症・更年期障害・原因不明の微熱

　陰虚火旺によって微熱, ほてり, のぼせ, 寝汗, 心煩, 咽喉部の乾燥感などの症候がみられる場合に用いる.

3）その他

　かぜ症候群, 気管支拡張症, 気管支喘息, 肺気腫, 肺線維症, 間質性肺炎, 上気道炎, 口腔・咽喉乾燥症などにも用いる.

【使用上の注意】
1. 本方は, 胃腸障害を引き起こしやすいため, 胃腸が弱い人には慎重に投与する.
2. 痰の量が多い咳嗽には投与しない.

# 95 五虎湯【万病回春】

【組　　成】麻黄，石膏，杏仁，甘草，桑白皮．
【適 応 症】発熱，咳，喘息，口渇，有汗，あるいは無汗，舌苔は薄白，あるいは黄，脈は浮数
【臨床応用】本方は，麻杏甘石湯に桑白皮を加えたものであり，発熱，咳，喘息，口渇，舌苔は薄黄，脈は数などが弁証の要点である．

### 1）急性気管支炎
気管に急性炎症があり，咳，黄色の痰，呼吸困難，発熱などの症状を認める場合には抗菌薬を併用する．熱が高い場合には白虎湯加人参湯を併用する．

### 2）気管支喘息
発熱時に喘息の発作がよく出るあるいは気候が暑くなると喘息を誘発・増悪する場合に，本方を用いる．

### 3）その他
かぜ症候群，気管支拡張症，上気道炎，小児気管支喘息，百日咳などにも用いる．

---

【使用上の注意】
1. 本方は，辛涼の重剤であり，風寒による喘息には禁忌とする．
2. 麻黄は発汗の作用があるため，脱水や循環不良の患者には慎重に投与する．

# 柴朴湯【本朝経験方】 96

**【組　　成】** 柴胡, 半夏, 黄芩, 大棗, 人参, 甘草, 生姜, 厚朴, 茯苓, 紫蘇
**【適 応 症】** 胸脇苦満, 悪心, 煩悶感, めまい, 咳, 喀痰, 呼吸困難, 喘鳴, 上腹部膨満感, 舌苔は白膩, 脈は弦滑など
**【臨床応用】** 本方は, 小柴胡湯に理気化痰, 降逆の半夏厚朴湯を配合したものである. 臨床では精神不安, 抑うつ傾向, 胸脇苦満, 悪心, 喘鳴, 咳, 咽喉や食道の異物感, 動悸, めまい, 食欲不振, 疲れやすいなどの症状がみられる場合に適応する.

### 1) 喘　息
精神的なストレスが原因で喘息に呼吸困難, 喘鳴, 胸部の苦満感, 精神不安などの症状を伴う場合に用いる.

### 2) 咽喉部の異物感 (梅核気)
咽喉部に梗塞感や異物感があり, 梅の種のような物が咽喉部に詰まったような感じがする (梅核気), あるいは胸部や食道部に梗塞感や異物感があり, 気にしやすい, 憂うつ気分, 不眠, 精神不安などの症状がある場合に用いる.

### 3) 過換気症候群
精神的ストレスで突然呼吸困難, 胸が苦しい, 胸部の苦満感やつかえ感を訴え, 精神不安, 憂うつ気分, 疲れやすいなどの症状を伴う場合に用いる.

### 4) 不安神経症
気にしやすい, 抑うつ気分, 精神不安, 不眠, 胸部の煩悶感, 上腹部膨満感, 吐き気, 嘔吐, 食欲不振などの症状がみられる場合に用いる. 体が弱くて食欲不振を伴う場合には六君子湯を併用する.

### 5) 神経性胃炎
ストレスがあり, 胃痛, 上腹部の膨満感やつかえ感, 吐き気, ゲップ, 食欲不振などの症状がみられる場合に用いる.

### 6) その他
神経性食思不振症, 食道神経症, 気管支炎, 咽喉炎, 声帯浮腫, かぜ症候群, 気管支拡張症, 肺気腫, 過敏性腸症候群, 小児神経症などで, 肝気鬱結, 痰結の症候を呈する場合にも用いる.

---

**【使用上の注意】**
1. 本方は, 燥性が強いので, ほてりやのぼせなどの陰虚症候がみられる場合には投与しない.
2. 本方は, 癌による咽喉部や食道部の閉塞感や異物感に対しては効果が期待できない.

# 97 大防風湯【和剤局方】
だいぼうふうとう

**【組　成】** 黄耆，地黄，芍薬，当帰，川芎，蒼朮，人参，防風，牛膝，羌活，杜仲，乾姜，附子，大棗，甘草

**【適応証候】** 腰痛，下肢の疼痛，関節の腫脹，冷え，関節を触ると冷たい，寒くなると痛みが増悪し，温めると和らぐ．顔色が悪く，倦怠感，疲れやすい，やせ，歩行困難，舌質は淡暗，舌苔は白，脈は沈細弦

**【臨床応用】** 臨床では，腰痛，下肢の冷え，腫脹，疼痛，こわばり，運動機能障害などに対して効果的だが，上肢の痛みに対しては効果が期待できない．

### 1) 変形性膝関節症・リウマチ性関節炎・慢性関節炎

膝関節に痛み，腫れ，冷え，こわばり，運動機能障害などがみられ，身体の疲労倦怠感，衰弱，やせ，歩行困難などを伴う場合に用いると効果がある．腫れ，浮腫，こわばりが強いときには防已黄耆湯を併用する．

### 2) 骨髄炎（附骨疽）

表面に赤味も熱感もないが針で刺すような痛みがあり，歩行困難で屈伸運動ができない，慢性化すると化膿するが，熱感はなく皮膚の色も変わらないいわゆる寒性のものである．また，薄い膿がしたたる，膿口がふさがりにくい，瘻管や死骨ができやすいなどの症状にも本方を用いる．

### 3) その他

変形性脊椎症，肩関節周囲炎，痛風，神経炎，脳血管障害後遺症などにも用いる．

---

**【使用上の注意】**
1. 発熱がある場合には投与しない．服用中に熱が出たら解熱するまで投与を中止する．
2. 患部に赤腫，熱感，盛り上がりのある陽証の皮膚化膿性疾患には投与しない．

# 小建中湯【傷寒論・金匱要略】 99

【組　　成】桂枝，芍薬，甘草，生姜，大棗，膠飴

【適 応 症】顔色が悪い，疲れやすい，食が細い，ときに腹痛があり，温めたり押さえたりすると痛みが軽減する，汗をかきやすい，動悸，四肢の冷えなどを伴う．舌苔は白薄で，脈は緩弱あるいはやや弦，または渋

【臨床応用】本方は，脾胃虚寒による腹痛を治療する方剤である．腹中がときどき痛む，温める，あるいは押すと痛みが軽減し，舌淡苔白・脈細弦緩などの症候を認める場合に適応する．

### 1) 胃痛・腹痛

虚寒性の疼痛に適応する．胃・十二指腸潰瘍，過敏性腸症候群，不登校など虚寒性の腹痛にもよく用いる．痛みが著しい場合には，桂枝加芍薬湯を併用する．

### 2) 微　熱

陰薬の芍薬と陽薬の桂枝が配合されているため，陰陽失調による微熱に用いる．甘温除熱の作用によるもので疲労倦怠感や疲れやすいなどの虚労症状を伴う場合に用いる．

### 3) めまい

脾胃虚寒により，めまい，ふらつき，立ちくらみがあり，胃腸が弱くて消化吸収機能が低下し，腹部の冷えや痛み，食欲不振，温いものを好むなどの症状を伴う場合に用いる．

### 4) その他

神経症，自律神経失調症，潰瘍性大腸炎，虚弱体質，小児夜尿症，慢性胃腸炎などに用いる．

---

【使用上の注意】
1. 手足のほてり，のぼせ，潮熱などの陰虚火旺や微熱などの患者には慎重に投与する．
2. 本方は甘味が強いので，腹部膨満感のある人や糖尿病の患者には適応しない．

# 100 大建中湯【金匱要略】

**【組　　成】** 山椒, 乾姜, 人参, 飴糖
**【適 応 症】** 心胸に冷感と痛みがあり, 嘔吐して食べられない, 腹中から寒気が上部へ上がり, 腸の蠕動が腹壁にあたって上下に動いているため痛みが激しい, 舌苔は白滑, 脈は細緊.
**【臨床応用】** 本方は, 胃腸の機能が低下している虚寒性腹痛を治療する方剤である.

### 1) 腹　痛
　虚寒性の疼痛に適応する. 胃腸炎, 膵臓炎, 疝痛, 過敏性腸症候群などに, 胃腸が弱い, 疲れやすい, 疲労倦怠感, 腹部の冷え, 温かい飲食物を好み, 冷たいものをとると腹痛が現れるなどの症状を伴う場合に用いる.

### 2) 開腹術後腹痛や腸管通過障害
　開腹術後に疲労倦怠感, 疲れやすい, 腹痛, 自然排気が遅い, 腹部膨満感, 嘔吐して食べられないなどの症状がみられる場合に用いる.

### 3) その他
　慢性腸炎, 慢性膵炎, 慢性腹膜炎, 疝痛, 過敏性腸症候群, 上部消化管機能異常などに胃腸が弱く, 腹部の冷えが著しいなどの症状を伴う場合に用いる.

**【使用上の注意】**
1. 発熱, ひどい炎症, ほてり, のぼせ, 潮熱などの症状がみられる場合には投与しない.

# 当帰湯【千金方】 102

**【組　　成】** 当帰，芍薬，黄耆，人参，甘草，桂枝，山椒，乾姜，半夏，厚朴

**【適 応 症】** 元気がない，疲れやすい，皮膚につやがない，食欲不振などの気血両虚の症候に，腹部の冷え，腹部や背部の冷痛，腹部膨満感，四肢の冷えなど寒痛の症候を伴う．舌質は淡白，舌苔は白，脈は沈細で弱

**【臨床応用】** 本方は，益気養血，温中散寒の効能があり，気血両虚の症候に腹部や背部の冷痛，腹部膨満感，四肢の冷えを伴う場合に適応する．

### 1) 肋間神経痛

　肋間神経の走行部位に痛みやしびれがあり，冷える，あるいは寒くなると痛みが悪化する場合や，疲れやすい，元気がないなどの症状を伴う場合に本方を用いる．

### 2) 胃　痛

　本方は，補益，散寒の作用があるため，虚寒証による胃痛，上腹部の冷え，つかえ感などの症状に効果的である．胃痛がひどい場合には安中散を併用する．悪心，吐き気，下痢を伴う場合には半夏瀉心湯を併用する．疲労倦怠感，食欲不振，味覚障害などの症状を伴う場合には六君子湯を併用する．

### 3) 狭心症

　疲れやすい，胸痛，四肢の冷え，背部の冷痛，胸が苦しいなどの症状がみられる場合に用いる．胸痛が強い場合には丹参滴丸や救心丸，あるいはニトロ製剤を併用する．

### 4) 生理痛

　生理の前後に腹部あるいは腰部の冷痛，四肢の冷え，疲れやすい，腹部膨満感などの症状が現れる場合に用いる．激しい生理痛には芍薬甘草湯を併用する．子宮筋腫や子宮内膜症などの瘀血症候が強い場合には桂枝茯苓丸を併用する．

### 5) その他

　急性胃炎，慢性膵炎，慢性胃炎，胃十二指腸潰瘍，尿路結石などで，気血両虚と寒痛の症候を呈する場合に適応する．

---

**【使用上の注意】**
1. ほてり，のぼせ，潮熱，寝汗の症状がみられる場合には投与しない．
2. 高熱，発熱などの症状がみられる場合には投与しない．

# 103 酸棗仁湯【金匱要略】
（さんそうにんとう）

【組　成】酸棗仁，甘草，知母，茯苓，川芎

【適応症】不眠，煩燥，夢が多い，よく目が覚める，動悸，盗汗，頭のふらつき，めまい，口や咽喉部の乾燥感，舌質は紅，脈は弦あるいは細数など

【臨床応用】本方は，養血安神，清熱除煩の効能があり，肝血不足・虚火上擾による虚煩不眠を治療する処方である．

### 1) 不眠症
　不眠に煩燥，動悸，口や咽喉の乾燥感などの症状を伴う場合に本方を用いる．寝つきが悪い，熟睡感がない，よく目が覚めるなどの症状に対しては特に優れた効果がみられる．高齢の人や虚弱の人の不眠に対して上述の症状があれば本方を第一選択処方として用いる．その場合，就寝前の1回の投与でも効果が得られる．

### 2) 心臓神経症・不整脈
　動悸，不整脈，睡眠時によく目が覚める，体が疲れやすいなどの症候がみられる場合には本方を用いる．心因性不整脈に対しては効果的だが，器質性の不整脈には効果が得られない．

### 3) 夢精（遺精）
　夢精に伴い熟睡できない，就寝中目が覚める，昼間に疲れやすい，集中力できない，頭のふらつきなどの症状がある場合に本方を用いる．手足のほてりやのぼせ，潮熱，腰や下肢の脱力感などの腎陰虚の症候を伴う場合には酸棗仁湯＋六味地黄丸を用いる．舌尖が紅い，舌体の潰瘍，煩悶感，口渇，口内炎などの症候を伴う場合には酸棗仁湯＋半夏瀉心湯を用いる．

### 4) ヒステリー
　感情の起伏が激しい，煩燥，興奮しやすい，精神の不安，神経の過敏，不眠などの症状がみられる場合には酸棗仁湯＋甘麦大棗湯を用いる．

### 5) その他
　自律神経失調症，神経症，神経衰弱，更年期障害などに，虚煩，不眠，動悸，口や咽喉の乾燥感などの症状がみられる場合に用いる．

---

【使用上の注意】
1. 胃腸虚弱の患者には下痢を起こす恐れがあるので，慎重に投与する．
2. 不眠がひどい患者には，精神安定剤や睡眠導入剤を併用してもよい．

# 辛夷清肺湯【外科正宗】

【組　成】麦門冬，石膏，黄芩，山梔子，百合，知母，辛夷，枇杷葉，升麻

【適 応 症】黄色い鼻汁が多く，鼻部の熱感，鼻づまり，口渇，咽喉部の痛み，頭痛など，舌質は紅，舌苔は黄，脈は細数

【臨床応用】本方は，清熱，解毒，滋陰の作用があり，肺熱鼻淵（蓄膿症）の症候に適応する．

### 1) 急性副鼻腔炎
　黄色い鼻汁が多く，鼻部の熱感，鼻づまり，口渇，咽喉部の痛み，頭痛などがみられる場合に用いる．炎症がひどい場合には抗菌薬を併用する．

### 2) アレルギー性鼻炎
　鼻部の熱感，鼻づまり，口渇，咽喉部の痛みなどがみられる場合に用いる．

### 3) 鼻内ポリープ
　鼻内ポリープがあり，鼻部の熱感，鼻づまり，黄色い鼻汁などの症状を伴う場合に用いる．

### 4) その他
　急・慢性鼻炎，肥厚性鼻炎，嗅覚低下などで，黄色い鼻汁が多く，鼻部の熱感などの症状を伴う場合に用いる．

【使用上の注意】
1. 寒がりや手足の冷えなどの寒証の症候がみられる場合には本方を投与しない．
2. 寒くなると水様の鼻汁が増える患者には投与しない．

# 105 通導散【万病回春】

【組　　成】当帰, 紅花, 蘇木, 枳実, 厚朴, 陳皮, 木通, 大黄, 芒硝, 甘草
【適 応 症】打撲損傷で局部の腫れ, 痛み, 瘀斑(皮下出血)など瘀血の症候に胸が苦しい, 腹痛, 腹部の膨満, 便秘などの気滞の症候を伴う. 舌質は暗紅紫, 脈は渋
【臨床応用】本方は, 活血化瘀, 通便の効能があり, 各種の瘀血疾患に適応する.

### 1) 打撲・捻挫・外傷
　本方は, 活血化瘀の作用が強いので, 体力がある人の打撲, 捻挫, 外傷の急性期に用いる. 特に胸が苦しい, 腹痛, 腹部の膨満, 便秘などの症状を伴う場合に有効である.

### 2) 月経痛
　生理痛が激しく, 血塊があり, 月経の色が黒っぽい, 便秘などがみられる場合に用いる.

### 3) 頭痛・めまい
　高血圧に頭痛, めまい, 肩こり, 背部のこわばり, 便秘などを伴う場合に用いる. 顔面の紅潮, 血圧が高いなどの症状を伴う場合には釣藤散を併用してもよい.

### 4) その他
　月経困難, 月経不順, 無月経, 更年期障害, 高血圧, 便秘, 腰痛などで, 瘀血の症候を呈する場合に用いる.

---

【使用上の注意】
1. 疲れやすい, 自汗, 疲労倦怠感などの症状がみられる場合には投与しない.
2. 食欲不振, 下痢, 軟便などの症状には不適であるため投与しない.

# 温経湯【金匱要略】　106

【組　　成】呉茱萸，桂枝，牡丹皮，川芎，当帰，芍薬，阿膠，麦門冬，人参，甘草，生姜，半夏

【適 応 症】下腹部の冷えと痛み，下肢の冷え，腹部膨満感，疲れやすい，皮膚につやがない，目の疲れ，頭のふらつき，手足のしびれ，月経不順，不妊症，不正性器出血など．舌質は淡暗，舌苔は白，脈は沈細．

【臨床応用】本方は，温経散寒，養血活血の効能があるため，虚寒，瘀血，血虚の症候がみられる場合に適応する．

### 1) 月経不順・月経困難

　月経異常で，月経周期の遅延，あるいは過早，月経過多，または月経過少などに，四肢の冷え，下腹部の冷痛，疲れやすい，貧血あるいは貧血気味，頭のふらつきなどの症状を伴う場合に用いる．

### 2) 不妊症

　本方は，虚寒，瘀血，血虚の症候を治療する処方である．貧血，疲れやすい，四肢の冷えあるいは下腹部の冷えなどの症状を伴う不妊症に用いると，女性の虚寒，瘀血，血虚の病理病態を改善し，妊娠できる内部環境を調整する．そのため自然妊娠または体外受精による可能性も考えられる．

### 3) 更年期障害

　四肢の冷え，腹部膨満感，疲れやすい，皮膚につやがない，目の疲れ，頭のふらつき，手足のしびれなどがみられる場合に用いる．

### 4) 不正性器出血

　慢性の不正性器出血に疲れやすい，皮膚につやがない，目の疲れ，四肢の冷え，下腹部の冷えなどを伴う場合に用いる．出血が止まらない場合には芎帰膠艾湯を併用する．食欲不振，疲労倦怠感が強い場合には帰脾湯を併用する．

### 5) その他

　本方は，習慣性流産，無月経，自律神経失調症，冷え症，しもやけなどで，虚寒，瘀血，血虚の症候がみられる場合に用いる．

---

【使用上の注意】
1. ほてり，のぼせ，潮熱，寝汗の症状がある場合には投与しない．
2. 発熱，口渇，舌紅などの血熱証には投与しない．

# 牛車腎気丸【済生方】

【組　　成】地黄，山薬，山茱萸，沢瀉，茯苓，牡丹皮，桂枝，附子，車前子，牛膝
【適　応　症】腰や下肢が重くてだるい，腰や下肢の冷感，寒がり，下肢の浮腫やむくみ，尿量減少，下肢の痛みやしびれ，排尿困難，舌質は淡白，舌辺縁に歯痕がある，舌苔は白滑，脈は沈弦など
【臨床応用】本方は，温補腎陽，活血利水の効能があり，腰や下肢の脱力感，四肢の冷え，下肢のしびれや痛み，浮腫やむくみなどの症状がみられる場合に適応する．

### 1) 糖尿病性末梢神経障害・糖尿病性腎症
　腰や下肢の脱力感，腰痛，四肢の冷え，下肢のしびれや痛み，浮腫などの症状を伴う場合に本方を用いると，症状の改善がみられる．

### 2) 腰痛・坐骨神経痛
　腰痛，下肢の痛みやしびれ，こわばり，四肢の冷え，寒がりの症状がみられる場合に用いる．下肢の筋肉痙攣や痛みがひどい場合には牛車腎気丸＋芍薬甘草湯を用いる．また，病状の経過が長く，就寝中に激しい痛みでたびたび目が覚める場合には牛車腎気丸＋桂枝茯苓丸を用いる．

### 3) 腰脊柱管狭窄症
　腰や下肢の痛みや脱力感，しびれなどの症状がみられる場合に適応する．激しい痛みには牛車腎気丸＋桂枝茯苓丸を用いる．腰痛がひどい場合には疎経活血湯を併用する．

### 4) 慢性腎炎
　慢性腎炎に伴う腰痛，排尿困難，浮腫，蛋白尿，寒がり，四肢の冷え，腰や下肢の脱力感などの症状がある場合に適応する．下肢の浮腫がひどい場合には，牛車腎気丸＋五苓散を用いる．

### 5) 前立腺肥大
　排尿困難，残尿感，陰部不快感，腰や下肢の脱力感，手足の冷え，寒がりなどの症状がみられる場合に本方を用いる．瘀血の症候を伴う場合には，牛車腎気丸＋桂枝茯苓丸を用いる．

### 6) 下肢帯状疱疹後神経痛
　下肢帯状疱疹後の下肢のしびれ，痛み，むくみ，冷え症などの症状が改善する．痛みがひどい場合には桂枝茯苓丸を併用する．

### 7) その他
　腰脊柱管狭窄症，ネフローゼ症候群，排尿障害，慢性前立腺炎，更年期障害などで，腰や下肢の脱力感，四肢の冷え，下肢のしびれや痛み，むくみや浮腫などの症状がみられる場合に用いる．

## 107

【使用上の注意】
1. 口や咽喉部に乾燥感があり，熱感，ほてりやのぼせなどの症状がみられる場合には投与しない．
2. 胃腸が弱く，軟便や下痢などがみられる場合には慎重に投与する．

# 108 人参養栄湯【和剤局方】

【組　　成】地黄，芍薬，当帰，人参，白朮，茯苓，甘草，黄耆，桂皮，五味子，遠志，陳皮

【適 応 症】疲労倦怠感，疲れやすい，元気がない，食欲不振，顔色が悪い，皮膚につやがない，頭がふらつく，目がかすむ，四肢のしびれなどの気血両虚の症候に，健忘，不眠，眠りが浅い，動悸などの心血虚の症候を伴うもの，自汗，息切れ，咳，喀痰などの肺気虚の症候や，寒がり，四肢の冷えなどの症候を伴うもの．舌質は淡白，舌苔は白，脈は沈細弱

【臨床応用】本方は，十全大補湯から川芎を除き，遠志，五味子，陳皮を加えたものであり，十全大補湯に適応する症候のみならず，健忘，不眠，眠りが浅い，動悸などの心血虚の症候や，自汗，息切れ，咳，喀痰などの肺気虚の症候を伴う場合に適応する．

### 1) 病後・術後・産後の虚弱
疲労倦怠感，疲れやすい，元気がない，食欲不振，顔色が悪い，頭がふらつく，四肢の冷え，不眠などの気血両虚の症候がみられる場合に本方を用いる．

### 2) 悪性腫瘍
患者の手術前状態の改善および術後の体力回復に，あるいは化学療法・放射線療法の副作用として現れる全身疲労倦怠感や食欲不振などの予防や症状軽減に有効である．食欲不振，胃腸障害の症状が著しい場合には，まず六君子湯で胃腸の状態を改善した後に本方を用いる．

### 3) 貧　血
貧血に疲労倦怠感，疲れやすい，貧血，顔色が悪い，皮膚につやがない，食欲不振，自汗，息切れ，不眠，四肢のしびれなどの症状がみられる場合に用いる．

### 4) 慢性呼吸器疾患
疲れやすい，かぜをひきやすい，顔色が悪い，食欲不振，自汗，息切れ，咳，喀痰などの症状がみられる場合に本方を用いる．

### 5) 慢性疲労症候群
元気がない，全身疲労倦怠感，食欲不振，顔色が悪い，自汗，息切れなどの症状がみられる場合に用いる．不眠や熟睡ができない場合には酸棗仁湯を併用する．

### 6) その他
肝疾患，末梢神経障害，冷え症，口腔乾燥感，男性不妊症，多発性硬化症などに気血両虚の症候がみられる場合に用いる．

【使用上の注意】
1. 発熱，あるいは手足のほてりやのぼせ，潮熱などの症状を伴う場合には慎重に投与する
2. 高血圧の患者には投与しない．

# 小柴胡湯加桔梗石膏 【本朝経験方】 109

【組　　成】柴胡，半夏，黄芩，大棗，人参，甘草，生姜，桔梗，石膏
【適 応 症】小柴胡湯の症候に熱が高い，咽喉の腫れや痛み，口渇，舌質は紅，舌苔は黄色，脈は浮数
【臨床応用】本方は，小柴胡湯に清熱瀉火作用がある石膏と，宣肺利咽，去痰排膿作用がある桔梗を加えたものである．臨床では発熱があり，扁桃腺炎，咽喉炎，頸部リンパ節の腫れなどがみられる場合に適応する．

### 1) 急性咽頭炎・急性扁桃腺炎・扁桃腺周囲炎

咽頭や扁桃腺が赤く腫れて痛む，発熱，口渇などの症状がみられる場合に本方を用いると効果的である．咽喉部の痛みや腫れが著しい場合には，黄連解毒湯と，抗菌薬を併用する．

### 2) 急性耳下腺炎

耳下腺が腫れて痛む，頸部リンパ節が腫れ，発熱などの症状がみられる場合に本方を用いると，症状の改善，合併症の予防などの効果が得られる．

### 3) その他

喉頭炎，顎下腺炎，頸部リンパ節炎，滲出性中耳炎，外耳炎，鼻炎，副鼻腔炎，花粉症，アレルギー性鼻炎，気管支炎，かぜ症候群などにも用いる．

---

【使用上の注意】
1. 寒がり，四肢の冷えなどの症状がみられる場合には投与しない．
2. 炎症が強い場合には抗菌薬を併用する．

# 111 清心蓮子飲【和剤局方】

【組　　成】蓮肉，黄芩，地骨皮，茯苓，車前子，麦門冬，人参，黄耆，甘草
【適 応 症】イライラ，不眠，多夢，口や咽の乾燥感，口内炎，胸が苦しい，手足のほてりなどに，疲れやすい，元気がない，食欲不振などの気虚の症候を伴う場合．あるいは頻尿，排尿痛，残尿感，尿量減少などを伴う場合．舌質は紅で乾燥，舌苔は少ない，脈は沈細数
【臨床応用】本方は，益気滋陰，清心火，利水の効能があり，気陰両虚，心火旺の症候を呈する場合に適応する．

### 1）膀胱神経症
頻尿，排尿痛，残尿感，尿量減少などに，イライラ，不眠，多夢，口や咽の乾燥感，手足のほてり，疲れやすいなどの症状を伴う場合に用いる．頻尿，排尿痛，残尿感，尿量減少などの症状が強い場合には猪苓湯を併用する．

### 2）自律神経失調症・神経症
動悸，不眠，多夢，口や咽の乾燥感，手足のほてり，疲れやすい，元気がない，食欲不振などに頻尿を伴う場合に効果的である．イライラ，抑うつなどの症状を伴う場合には加味逍遥散を，精神不安，不眠が強い場合には酸棗仁湯を併用する．

### 3）口内炎
口内の炎症や潰瘍，イライラ，不眠，多夢，口や咽の乾燥感，手足のほてり，疲れやすいなどの症状がみられる場合に用いる．急性の口内炎より慢性口内炎により効果的である．

### 4）その他
不眠症，更年期症候群，慢性膀胱炎，慢性腎盂腎炎などにも用いる．

【使用上の注意】
発熱を伴う急性尿路感染症には投与しない．

# 猪苓湯合四物湯【本朝経験方】 112

【組　　成】猪苓，茯苓，沢瀉，滑石，阿膠，地黄，芍薬，当帰，川芎
【適 応 症】猪苓湯と四物湯に適応する症候が同時にみられる場合に適応する．猪苓湯と四物湯を参照．
【臨床応用】本方は，猪苓湯に四物湯を加えた処方であり，利水清熱の猪苓湯と養血活血の四物湯との併用は血虚の症候を伴う慢性化した泌尿器疾患に適応する．

1) 膀胱神経症・尿路不定愁訴

　尿検査では異常がないが，頻尿，残尿感，排尿痛，排尿困難などの症状に皮膚につやがない，顔色が悪い，ふらつき，手足のしびれなどを伴う場合に用いると効果がある．

2) 腎盂腎炎・慢性膀胱炎・慢性尿道炎，

　慢性期に残尿感，排尿痛，排尿困難，皮膚につやがない，貧血や貧血気味などの症状がみられる場合に用いると効果が期待できる．炎症が強い場合には，抗菌薬を併用する．

3) その他

　慢性腎炎，ネフローゼ症候群，慢性前立腺肥大症，慢性前立腺炎，尿路結石，膀胱神経症，無症状性血尿などにも用いる．

【使用上の注意】
1. 尿路の炎症が強い人には，抗菌薬を併用する．
2. 胃腸が弱い人には慎重に投与する．

# 113 三黄瀉心湯（さんおうしゃしんとう）【金匱要略】

【組　　成】大黄，黄連，黄芩
【適 応 症】発熱，顔面紅潮，煩燥感，舌尖が赤くてしみるような痛み，舌体のびらんや潰瘍，不安による不眠，多夢，動悸，狂躁状態，鼻出血，吐血など，舌質は紅，脈は数など
【臨床応用】本方は，心胃火盛を治療する代表的な方剤であり，発熱，煩燥，顔面紅潮，歯肉の発赤や腫脹，便秘などが弁証の要点となる．

### 1) 発熱性疾患（インフルエンザ・日本脳炎・流行性脳脊髄膜炎など）
高熱，顔面紅潮，目の充血，口の中が苦い，不眠，イライラ，便秘，あるいは狂燥状態，言語錯乱，舌質は紅，舌苔は黄，脈は数で有力などの症候がみられる場合に用いる．

### 2) 鼻出血
血圧が高い，顔面紅潮，イライラ，怒りっぽい，便秘，舌質は紅，舌苔は黄，脈は弦数などを呈する場合に有効である．

### 3) 高血圧
顔面の紅潮，煩燥，イライラ，怒りっぽい，便秘などの症状を伴う場合に用いると効果がある．

### 4) 口内炎
唇や口腔内の粘膜に潰瘍，びらん，痛み，または歯肉の発赤や腫脹がみられ，顔面紅潮，煩燥，イライラ，便秘などの症状を伴う場合に用いる．

### 5) ヒステリー症・統合失調症
顔面紅潮，煩燥，怒りっぽい，狂躁状態，便秘などの症状を伴う場合に用いる．

### 6) その他
自律神経失調症，便秘症，不眠症，急性胃炎，脳血管障害後遺症などにも用いる．

---

【使用上の注意】
1. 寒がりや手足の冷えなどの寒証の症候がみられる場合には，本方は不適である．
2. 胃腸が弱く，下痢がある患者には投与しない．
3. 本方投与中に手足の冷え，寒がりなどの症状が現れると，すみやかに中止する．

# 柴苓湯【得効方】　114

【組　　成】柴胡，半夏，黄芩，人参，甘草，白朮，猪苓，沢瀉，茯苓，桂皮，大棗，生姜

【適 応 症】寒熱往來，胸脇苦満，食欲不振，悪心，口の中が苦い，咽喉の乾燥感，煩悶感，めまい，舌苔は薄白，脈は弦などの半表半裏証に，むくみ，浮腫，水様便など水湿内停の症候を伴うもの．

【臨床応用】本方は，寒熱往來，胸脇苦満，食欲不振，悪心などの症状に，むくみ，浮腫，尿量減少，水様便などの症状が同時に現れる場合に適応する．

### 1）滲出性中耳炎

いわゆる中耳炎で，中耳に滲出液が溜まる，痛みはない，ときに体が熱くなったり寒くなったりし（寒熱往来），煩悶感，めまいなどを伴う場合に本方を用いる．

### 2）黄斑浮腫

視力低下や歪み，黄斑部に液状の成分が溜り浮腫がある，ときに肥満や浮腫，むくみを伴う場合に本方を用いると有効である．

### 3）急性腎炎・慢性腎炎・ネフローゼ症候群・腎盂腎炎

尿量減少，浮腫，むくみ，蛋白尿，寒熱往来（熱くなったり寒くなったりする），煩悶感，身体の熱感などを伴う場合に用いると効果的である．

### 4）急性胃腸炎・慢性胃腸炎・潰瘍性大腸炎，

寒熱往来，胸脇苦満，食欲不振，悪心，嘔吐，下痢，便血，腹痛，腹部膨満感などがみられる場合に用いる．血便，発熱を伴う場合には，黄連解毒湯を併用する．

### 5）その他

多発性嚢胞腎，糖尿病腎症，下痢，膠原病などで，寒熱往来，胸脇苦満，食欲不振，悪心，むくみ，浮腫などの症候を呈する場合に用いる．

【使用上の注意】
1. 潮熱，寝汗，空咳，手足のほてりやのぼせなどの陰虚の症候を認める場合には投与しない．
2. 小児の患者には長期間の投与をしない．
3. 投与中に発疹，かゆみ，全身倦怠感などが現れた場合には投与を中止する．

# 115 胃苓湯【万病回春】

【組　　成】蒼朮, 厚朴, 陳皮, 沢瀉, 茯苓, 猪苓, 白朮, 桂枝, 甘草, 大棗, 生姜

【適 応 症】上腹部膨満感やつかえ感, 腹痛, 口が粘る, 食欲不振, 味覚障害などの症候で, 悪心, 嘔吐, 四肢が重くてだるい, 下痢, 舌質は淡, 舌苔は白厚膩, 脈は軟緩など

【臨床応用】本方は, 理気化湿・和胃の平胃散に, 通陽利水の五苓散を加えたものである. 平胃散の症候に水様下痢やむくみ, 浮腫を伴う場合に適応する.

### 1）水瀉性下痢
　食あたり, 暑気あたり, 冷えなどが原因で悪心, 嘔吐, 上腹部膨満感, 水様性の下痢, 食欲不振などを生じた場合に用いる.

### 2）急性胃腸炎・慢性胃腸炎
　腹痛, 上腹部膨満感, 悪心, 嘔吐, 下痢などの症状がみられる場合に本方を用いる. 急性胃腸炎に発熱, 下痢がひどいなどの症状がみられる場合には黄連解毒湯を併用する.

### 3）その他
　上部消化管機能異常（胃アトニー症, 胃下垂症）, 腹痛, 慢性腎炎, ネフローゼ症候群, 各疾患に伴う浮腫などにも用いる.

---

【使用上の注意】
1. 微熱, 潮熱, 手足のほてりやのぼせなどの陰虚の症候がみられる場合には投与しない.
2. 大汗や嘔吐による津液欠乏の症候がみられる場合には投与しない.

# 苓姜朮甘湯【金匱要略】　118

【組　　成】茯苓，乾姜，白朮，甘草
【適 応 症】腰部の冷えや痛み，腰がだるくて重い，下肢が冷えてだるい，むくみ，軽度の浮腫など，白く薄い帯下，舌質は淡，舌苔は滑，脈は沈．
【臨床応用】本方は，温化寒飲，健脾利水の効能があり，寒湿の症候を呈する場合に適応する．

### 1）腰痛症・坐骨神経痛

腰部に冷痛（冷えを伴う痛み），腰がだるくて重い，下肢の冷え，痛み，むくみなどの症状を伴う場合に本方を用いると改善する．坐骨神経痛の場合には牛車腎気丸を，腰痛が強い場合には疎経活血湯を併用する．

### 2）冷え症

手足の冷え，特に腰と下肢の冷えがひどく，むくみや浮腫を伴うものに本方は効果的である．

### 3）その他

夜尿症，膀胱神経症，妊娠中の浮腫，白色帯下などで，寒（冷え症）と湿（むくみ，浮腫）を呈する場合に用いる．

---

【使用上の注意】
1. 手足のほてりやのぼせ，咽喉部の乾燥感などがみられる患者には投与しない．
2. 発熱がある場合には投与しない．

# 119 苓甘姜味辛夏仁湯【金匱要略】

【組　　成】半夏，茯苓，甘草，乾姜，細辛，五味子，杏仁
【適 応 症】咳嗽，痰が稀薄で白く量が多い，あるいは粘液と泡のような痰，胸部の苦満感，呼吸困難，寒がり，四肢の冷えなど，舌質は淡，舌苔は白滑，脈は沈遅．
【臨床応用】咳嗽，痰は稀薄で色は白く量が多い，胸部の苦満感，呼吸困難，四肢の冷えなどの症状が本方を適応する要点となる．

1) 慢性気管支炎・気管支拡張症・肺気腫，
　咳嗽，痰は稀薄で色は白く量が多い，あるいは粘液と泡のような痰，胸部の苦満感，呼吸困難，寒がり，四肢の冷えなどの症状を伴う場合に用いると，症状の改善がみられる．

2) アレルギー性鼻炎
　水様の鼻水，くしゃみ，寒がり，四肢の冷えなどの症状がみられる場合に本方を用いる．

3) 気管支喘息
　咳嗽，多痰，動悸，息切れ，むくみ，四肢の冷え，寒がりなどの症状を伴う場合に本方を用いる．呼吸困難，喘鳴，悪寒，頭痛，身体痛，発熱などの表証を伴う場合には小青竜湯を用いる．呼吸困難，発熱，口渇，黄色い痰などの症状には麻杏甘石湯を用いる．

4) その他
　慢性鼻炎，アレルギー性鼻炎，慢性腎炎，ネフローゼ症候群などで，寒痰の症候を呈する場合に本方を用いる．

---

【使用上の注意】
1. 本方は，辛温の生薬が多いため，空咳や咽喉部の乾燥感などの症状がみられる場合には投与しない．
2. 発熱，咳嗽，粘稠で黄色い多量の痰などの症状がある場合には，不適であり，投与しない．

# 黄連湯【傷寒論】 120

**【組　成】**黄連, 甘草, 乾姜, 桂枝, 人参, 半夏, 大棗

**【適 応 症】**悪心, 嘔吐, 上腹部の膨満感やつかえ感, 腹痛, 腹鳴, 下痢など. 舌質は紅, 舌苔は白あるいは微黄, 脈は滑

**【臨床応用】**本方は, 半夏瀉心湯から黄芩を除き, 桂枝を加えた処方である. 半夏瀉心湯より散寒止痛の効能を強め, 上腹部の冷えが強い場合に適応する.

### 1）急性胃炎・慢性胃炎・急性胃腸炎・慢性胃腸炎・神経性胃炎

胃痛, 悪心, 嘔吐, 上腹部の膨満感やつかえ感などに, イライラ, 胸が苦しい, 口の中が苦いなどの症状を伴う場合に用いる. 疲れやすい, 疲労倦怠感, 食欲不振などの症状を伴う場合には六君子湯を併用する. 上腹部に冷えや痛みがある場合には安中散を併用する.

### 2）慢性下痢症

慢性下痢に胃腸の炎症があり, 同時に腹部の冷えや痛みを伴う寒熱挟雑の下痢症に用いると効果がある.

### 3）その他

逆流食道炎, 慢性膵炎, 胃十二指腸潰瘍, 胃腸神経症, 消化不良などで, 脾胃不和の症候がみられる場合に本方を用いる.

---

**【使用上の注意】**
1. 発熱を伴う急性胃腸炎には投与しない.
2. 薬性の燥性が強いので, 胃陰虚による悪心, 乾嘔には投与しない.

# 121 三物黄芩湯【金匱要略】

**【組　　成】** 地黄, 黄芩, 苦参
**【適 応 症】** ほてり, のぼせ, 心煩不眠, 咽喉部の乾燥感, 舌質は紅, 舌苔は乾燥, 脈は細数など
**【臨床応用】** 臨床では, 手足の熱感やほてり, 咽喉部の乾燥感などの症状が, 本方を適応する際の弁証の要点である.

### 1) 微熱・ほてり

陰血虚による発熱, 手足のほてりやのぼせなどの症状がみられる場合に用いる. 特に足のほてりに効果がある.

### 2) 神経症・不眠症, 更年期障害

陰虚血熱に属する心神不寧の諸症状(微熱, ほてり, 寝汗, 心煩, 咽喉部の乾燥感, 頭痛など)に効果がある. 不眠の場合には酸棗仁湯を併用する.

### 3) 湿疹

湿疹, アトピー性皮膚炎などの慢性皮膚疾患に用いる. 局部の乾燥, 瘙痒感および皮膚の紅潮などの症状がみられる場合には温清飲を併用する. 湿疹, 皮膚の瘙痒が強い場合には黄連解毒湯を併用する.

---

**【使用上の注意】**
1. 本方は, 胃腸障害を引き起こしやすいため, 胃腸が弱い人には慎重に投与する.
2. 処方の性質が寒涼性のため, 寒証(寒がり, 四肢の冷えなど)には不適である.

# 川芎茶調散【和剤局方】
せんきゅうちゃちょうさん

124

【組　　成】川芎，香附子，荊芥，薄荷，白芷，防風，甘草，羌活，茶葉．
【適 応 症】突発性の頭痛，悪寒，発熱，鼻づまりなどを伴う．舌苔は薄白，脈は浮
【臨床応用】本方は，疏風散寒，止痛の作用をもつ生薬が配合されている処方であり，鎮痛，解熱，
　　　　　発汗，鎮静などの効果がある．

### 1）片頭痛・筋緊張性頭痛
　本方は，外感風寒（風寒の侵入）による片頭痛や筋緊張性頭痛に用いる．特にかぜや流感の初期に悪寒，発熱，鼻塞まりなどの表証を伴う頭痛に効果的である．

### 2）アレルギー性鼻炎
　寒くなると頭痛，鼻づまり，鼻水が現れる場合に用いる．鼻閉の症状が著しい場合には葛根湯加川芎辛夷を併用する．鼻水の量が多く透明である場合には小青竜湯を併用する．

### 3）その他
　かぜ症候群やインフルエンザの初期などにも本方を用いる．

---

【使用上の注意】
1．本方は，辛温薬が多く含まれるので，手足のほてりやのぼせ，潮熱などの陰虚の症候を伴う頭痛には投与しない．
2．発熱や高熱などの熱証を伴う頭痛には投与しない．

# 125 桂枝茯苓丸加薏苡仁 【金匱要略】

【組　　成】桂枝，茯苓，芍薬，桃仁，牡丹皮，薏苡仁
【適　応　症】桂枝茯苓丸の瘀血症候にむくみ，浮腫，関節痛，筋肉痛を伴う場合に適応する．
【臨床応用】本方は，桂枝茯苓丸に利水滲湿，健脾，除痺，清熱排膿の作用がある薏苡仁を加えたものである．臨床では瘀血と水湿の症候が同時にみられる場合に適応する．

### 1) 肩こり
運動不足，精神的ストレスなどで肩こりがあり，休んでも肩の痛みやこわばりが改善しない場合に用いる．首の痛みやこわばり，後頭部から肩にかけての痛みや上肢のしびれや痛みがみられる場合には，葛根湯を併用する．また憂うつ気分，イライラなどを伴う場合には，加味逍遥散を併用する．

### 2) 頸椎症・むちうち症・上肢神経痛
頸部の痛みやこわばり，上肢の痛みやしびれ，肩こり，背部痛などの症状がみられる場合には，本方に葛根湯を併用すると効果的である．

### 3) 肝斑（しみ）
肝斑は顔面や目元に現れるしみで，瘀血が原因であることが多い．冷え症，月経不順，月経痛などの症状を伴う場合に本方を用いると効果的である．

### 4) その他
更年期障害，月経困難症，子宮筋腫，子宮内膜症，子宮周囲炎，卵管炎，血管腫，打撲傷，関節痛，筋肉痛，閉塞性血栓血管炎，血栓性静脈炎，下肢静脈瘤，腰痛症，慢性肝炎などの疾患に，瘀血の症候と水湿の症候がみられる場合にも本方を用いる．

---

【使用上の注意】
1. 妊婦には本方の投与を禁忌する．
2. 出血性の疾患や月経量過多の患者には慎重に投与する．
3. 空咳や咽喉部の乾燥感などの陰虚の症候がみられる場合には投与しない．

# 麻子仁丸【傷寒論・金匱要略】 126

【組　　成】杏仁，麻子仁，大黄，枳実，厚朴，芍薬
【適 応 症】便秘，便が硬く兎糞状，頻尿，口渇，咽喉部の乾燥感，腹部膨満感，舌質は紅，舌苔は黄色でやや乾燥，脈は細やや数など
【臨床応用】熱病・発汗過多などに続発する腸燥便秘，あるいは習慣性便秘，病後の便秘，肛腸疾患手術後の合併症，神経性頻尿などに適応する．

### 1) 便　秘
　習慣性便秘，痔疾患による便秘，産後便秘などに用いる．兎糞状の便に伴い，口渇，咽喉部の乾燥感，腹部膨満感などの症状がみられる場合に用いる．

### 2) 肛腸疾患手術後の合併症
　切れ痔，内痔や外痔，肛門の化膿症などの患者に対して手術前の3〜5日に本方を用いることで，手術後の感染，排尿困難，便秘，肛門周囲の浮腫や出血などの合併症の予防になる．

### 3) 神経性頻尿
　頻尿，便秘，口渇，咽喉部の乾燥感などの症状がみられる場合に本方を用いると効果的である．

---

【使用上の注意】
1. 虚証，あるいは高齢の人に対しては，長期間に投与しない．
2. 妊婦には，流産の恐れがあるので禁忌とする．
3. 陰虚，血虚による腸燥便秘には，滋陰，補血の漢方製剤を併用すべきであり，本方だけで対応してはならない．

# 127 麻黄附子細辛湯【傷寒論】

【組　　成】麻黄，附子，細辛

【適 応 症】陽虚感冒．発熱，悪寒，無汗，頭痛，疲労倦怠感，小便清長，舌質は淡，舌苔は苔白，脈は沈．

【臨床応用】本方剤は『傷寒論』少陰病篇の兼証に記されている処方で，太陽病（外感風寒）と少陰病（腎陽虚）の表，裏を同時に治療するものである．主として，軽度の陽虚を伴う感冒に適応する．

### 1) 陽虚感冒

本方は，助陽と解表の2つの効能があり，陽虚の人や高齢の人で外感風寒の症候がみられる場合に適している．弁証の要点は，悪寒は強いが発熱は軽い，寒がり，手足の冷え，沈脈などである．

### 2) 頭痛

本方に含まれる麻黄，附子，細辛はともに温熱性が強く，寒証がみられる人に適している．さらに細辛，附子は止痛作用も強いため，寒気内盛による頭痛（頭痛がひどく，脳の中に痛みがあり，寒がりや四肢の冷え）に効果がある．

### 3) 咳嗽

本方は，咳をすると腰が痛み，痰は白く薄い，寒がりや手足の冷えなどの寒性症状がある腎性咳嗽（腎陽不足による咳嗽）に用いる．たとえば，慢性気管支炎や慢性気管支喘息に手足の冷え，悪寒，咳，薄白の痰などの症状がみられる場合に用いると効果がある．

### 4) アレルギー性鼻炎

鼻づまり，透明の鼻水，くしゃみなどの鼻症状に寒がりや四肢の冷えが著しい場合に用いる．本方に含まれる麻黄と細辛は宣肺開竅作用があり，附子は温陽散寒の作用があるので，陽気不足の冷えや寒がり，かぜをひきやすい，水様の鼻水などの寒盛症候に適している．

### 5) その他

かぜ症候群，インフルエンザ，気管支炎，気管支喘息，三叉神経痛，坐骨神経痛，肋間神経痛，腰痛症などにも用いる．

---

【使用上の注意】
1. 汗が出やすい，消化不良の水様便などの症状が現れた場合には，使用してはならない．
2. 高熱，あるいは身体の熱感が強い場合は投与しない．

# 啓脾湯【万病回春】 128

【組　　成】人参，白朮，茯苓，山薬，蓮肉，山査子，陳皮，沢瀉，甘草
【適 応 症】悪心，嘔吐，腹脹，腹痛，軟便あるいは下痢などに，食欲不振，顔色が悪い，皮膚につやがないなどを伴う．舌質は淡，舌苔は白，脈は細弱あるいは軟
【臨床応用】本方は，四君子湯に山薬，蓮肉，山査子，陳皮，沢瀉を加えた処方である．臨床では慢性下痢や軟便，食欲不振，腹部膨満感，腹痛などが弁証の要点である．

### 1）慢性胃腸炎

悪心，嘔吐，腹脹，腹痛，軟便あるいは下痢などに，食欲不振，顔色が悪いなどを伴う場合に用いる．疲れやすい，食欲不振を伴う場合には六君子湯を併用する．

### 2）慢性下痢症

慢性下痢に腹脹，腹痛，疲れやすい，食欲不振などを伴う場合に用いると効果がある．特に小児の慢性下痢症には有効である．

### 3）その他

消化不良症，過敏性腸症候群，クローン病，潰瘍性大腸炎などで，脾胃虚弱の症候を呈する場合に本方を用いる．

---

【使用上の注意】
発熱や高熱を伴う急性胃腸炎には投与しない．

# 大承気湯【傷寒論・金匱要略】

**【組　　成】** 厚朴，枳実，大黄，芒硝
**【適 応 症】**
① **陽明病腑実証**　便秘，ガスがよく出る，腹部膨満感，腹痛，腹部が硬く圧痛が強く触診などで触れられるのを嫌う，はなはだしいときには，潮熱，意識障害，うわごと，興奮状態，手足に汗が出るなどを呈する．舌質は紅で乾燥，舌苔は黄厚あるいは褐色で乾燥，脈は沈実で有力など
② **熱結旁流**　悪臭を伴う水様の下痢に腹痛，腹部膨満感，腹部が硬くて圧痛がある，口腔や舌の乾燥感，脈は滑実など．
③ **高熱，熱性痙攣，あるいは興奮状態，精神異常などの症状がみられる裏実熱証のもの**
**【臨床応用】** 本方は，熱結を峻下し，痞，満，燥，実の実証を治療する処方であり，便秘，高熱，あるいは熱感，腹部膨満感などの症状が投与の要点となる．

### 1）単純性イレウス・麻痺性イレウス・閉塞性イレウス

腹痛，腹部が硬く圧痛と抵抗感が強い，便秘，潮熱，腹部膨満感などの症状を認める場合に本方を用いる．病気の早期に用いるほど効果が高い．血液循環障害を伴う場合には，本方に桃仁，紅花，莱服子を加えて用いるが，その代わりとして大承気湯＋桃核承気湯を用いてもよい．狭窄性イレウス，ヘルニア，腫瘍によるイレウスに対しては効果が期待できない．

### 2）急性胆嚢炎・胆道回虫や胆石症に伴う胆道感染症

胆嚢や胆道に感染があれば，発熱，腹痛，嘔吐，黄疸などを主とする症状が現れる．発熱や黄疸がみられる場合には大承気湯＋茵蔯蒿湯を用いると効果がある．寒熱往来，嘔吐，腹痛などの症状がみられる場合には大承気湯＋小柴胡湯を用いる．

### 3）急性膵炎

本方に含まれる大黄は，多種の消化酵素を抑制する作用があり，特に膵酵素活性化を強く抑制する作用がある．急性膵炎による腹痛，腹部膨満感，便秘，悪心などの症状がみられる場合には，早期に本方を用いると症状の改善や治癒効果を高める．

### 4）腹部手術後の腸麻痺

腹部手術後に腸の動きが悪い場合には本方を保留浣腸するとよい．多くは浣腸後12〜24時間以内に自然排気・排便がみられ，腸管の蠕動機能が回復する．

### 5）重症嘔吐

臨床上，嘔吐は多種な疾患によくみられる症状の1つである．漢方医学では，急性で重症の嘔吐は邪毒が胃腸の機能を阻害し，腑気不通，濁気上攻によって嘔吐が繰り返されると考えられている．これらの嘔吐には，大承気湯を保留浣腸することにより優れた効果が得られる．

### 6）急性感染性疾患（急性肺炎・脳炎・流感・産後高熱など）

瀉下の方剤は温熱病の治療に対して重要な役割を果たしている．特に火邪上亢・熱毒内結・火熱傷津などの症候に対して優れた治療効果が得られる．高熱が続き，便秘がひどく，腹部膨満感などの症状を伴う場合に本方を用いるとよい．

### 7）急性肝炎

熱毒が盛んで大便が堅硬不通または腹部膨満感などの症状がみられる場合に大承気湯＋小柴胡湯を用いると，肝機能障害のみならずこれら諸症状も改善される．また，黄疸があり，便秘，腹部膨満感などの症状がみられる場合には大承気湯＋茵蔯蒿湯を用いる．

### 8）便　秘

体力が充実した人で，熱感，腹部膨満がひどく，一般的な便秘薬が効かない場合には本方を用いる．特に脳梗塞や脳出血の患者で便秘に伴う症状として顔色の紅潮，腹部膨満感，悪心，嘔吐などがみられる場合に用いる．

### 9）その他

急性腎炎，統合失調症，食中毒，急性肺水腫，原因不明の高熱などで，腹部の痞，満，燥，実の症候を呈する場合に本方を用いる．

---

**【使用上の注意】**
1. 本方を投与した後，便通がよくなれば使用を中止する．
2. 老人，小児，妊婦，体質虚弱の人には投与しない．
3. 本方は正気を消耗するため，長期間の投与はしてはならない．

# 135 茵蔯蒿湯【傷寒論・金匱要略】

【組　　成】茵蔯蒿，山梔子，大黄
【適 応 症】全身に鮮明な黄疸があり，腹部膨満感，口渇，尿色が濃く，尿量が少ない，舌質は紅，舌苔は黄膩，脈は沈実あるいは滑数など
【臨床応用】本方は，湿熱黄疸を治療する重要な方剤であり，目をはじめとする全身に鮮明な黄疸がみられ，大小便不利などの症状を特徴とする病態に適応する．

### 1）急性黄疸性肝炎
　突然，全身に鮮明な黄疸が現れ，口渇，尿量が少ないなどの症状を伴う場合に用いると効果がある．熱くなったり寒くなったり（寒熱往来），口が苦いなどの症状がみられる場合には，小柴胡湯＋茵蔯蒿湯を用いる．便秘がある場合には大柴胡湯を併用する．

### 2）胆嚢炎・胆石症
　急性胆嚢炎，あるいは胆石症に伴う感染に，鮮明な黄疸，口渇などの症状がみられる場合に本方を用いる．上腹部の痛みや腹部膨満感を伴う場合には四逆散＋茵蔯蒿湯を用いる．

### 3）その他
　蕁麻疹，皮膚瘙痒症，口内炎などで，肝胆湿熱の症候を呈する場合にも本方を用いる．

---

【使用上の注意】
黄疸の色が黒みを帯び，腹痛，下痢などの陰黄の症状を伴う場合には，投与してはならない．

# 清暑益気湯【医学六要】 136

【組　　成】黄耆，人参，麦門冬，白朮，当帰，五味子，陳皮，黄柏，甘草
【適 応 症】疲労倦怠感，疲れやすい，脱力感，息切れ，食欲不振など気虚の症候と，口渇，咽の乾き，尿量減少などの水分不足の症候があるもの．また発熱，腹痛，下痢などの湿熱の症候を伴うもの．舌質は紅で乾燥，舌苔は薄黄，脈は細軟やや数
【臨床応用】本方は，益気滋陰，生津，清熱解毒の効能があり，暑熱による気津両傷の症候がみられる場合に適応する．

### 1）夏バテ・疲れ
　夏に疲れやすい，疲労倦怠感，食欲不振，汗がよく出る，口や咽の乾燥感，体の熱感などを伴う場合に本方を用いると効果的である．食欲不振が著しい場合には，六君子湯を併用する．

### 2）暑気あたり・下痢
　夏に発熱あるいは身体の熱感，下痢，疲れやすい，脱力感，口渇，咽の乾燥感を伴う場合に，本方を用いるとよい．下痢が止まらない場合には啓脾湯を併用する．

### 3）その他
　熱中症，熱射病，急性胃腸炎などで，疲れやすい，疲労倦怠感，汗がよく出る，口や咽の乾燥感，体の熱感などの症候がみられる場合には本方を用いる．

---

【使用上の注意】
1．炎症が強い場合には投与しない．
2．高熱がみられる場合には投与しない．

# 137 加味帰脾湯【済世全書】

【組　　成】人参，黄耆，白朮，当帰，茯苓，竜眼肉，酸棗仁，遠志，甘草，木香，大棗，生姜，柴胡，山梔子

【適 応 症】心脾両虚の症状に，憂うつ，胸脇脹満，イライラ，怒りっぽい，不眠，頭痛，舌紅，脈数などの肝鬱化火，心神不安の症候を伴うもの．

【臨床応用】本方は，帰脾湯に柴胡，山梔子を加えたものであり，心脾両虚証に肝火旺の症候を伴う場合に適応する．

### 1) 不安神経症
精神不安，動悸，疲労倦怠感，めまい，ふらつき，イライラ，不眠などがみられる場合に本方を用いる．食欲不振を伴う場合には，六君子湯を併用する．不眠の患者には，就寝前に酸棗仁湯を加える．

### 2) 自律神経失調症・更年期症候群
疲れやすい，食欲不振，不安，不眠，イライラなどの症状がみられる場合には本方を用いる．イライラの症状がひどい場合には，加味逍遥散を併用する．

### 3) 不眠症
不眠，睡眠が浅い，熟睡ができない，よく目が覚める，不安，ふらつき，疲れやすいなどの症状を認める場合には本方を用いる．就寝前に酸棗仁湯を併用するとさらに効果的である．

### 4) 血小板減少性紫斑病
出血疾患に疲労倦怠，疲れやすい，食欲不振，イライラなどの症状を伴う場合に本方を用いる．

### 5) その他
神経症，神経衰弱，心臓神経症，月経不順，認知症，再生不良性貧血，腸管出血，子宮出血などで，心脾両虚証に肝鬱化火，心神不安の症候を伴う場合にも本方を用いる．

---

【使用上の注意】
1. ほてり，のぼせ，潮熱，寝汗などの陰虚または陰虚火旺の症候を伴う場合には投与しない．
2. 本法の投与中に高熱，発熱などの熱盛の症候が現れた場合は中止する．

# 桔梗湯【傷寒論・金匱要略】 138

【組　　成】桔梗, 甘草
【適 応 症】咳嗽, 喀痰, 咽喉部の痛み, 発赤, 腫脹, 嗄声, 胸満など. 舌質は紅, 舌苔は黄, 脈は数
【臨床応用】本方は, 咽頭, 喉頭の炎症による咽痛を治療する基本処方である.

### 1）急性扁桃腺炎・慢性扁桃腺炎
　扁桃腺に炎症があり, 咽喉部の痛み, 発赤, 腫脹, 嗄声などを伴う場合に用いる. 発熱, 炎症が強い場合には抗菌薬を併用する. 寒気, くしゃみ, 鼻水などの風寒感冒を伴う場合には, 葛根湯を併用し, 寒熱往来の症候を伴う場合には小柴胡湯加桔梗石膏を併用する. また咽部と口の乾きや咽頭部にヒリヒリした痛みを伴う場合には滋陰降下湯を併用する.

### 2）話しすぎによる嗄声
　大きな声で, または長時間声を出したり話したりしたことで嗄声, 咽部痛が現れた場合に本方を用いるとよい. 予防として事前に服用してもよい.

### 3）その他
　急・慢性咽頭炎, 扁桃周囲炎, 鼻咽腔炎などにも本方を用いる.

---

【使用上の注意】
1. アルドステロン, 低カリウム血症, ミオパチーの患者には投与しない.

# 410 附子理中湯【和剤局方】

【組　成】人参，乾姜，甘草，白朮，附子

【適応症】

①**脾胃虚寒（脾胃陽虚）**　食欲不振，疲れやすい，声に力がない，腹中雷鳴，腹部膨満感などの脾胃気虚の症候に，腹部の冷感や痛み，温かいものを好む，唾液やよだれが多い，下痢あるいは軟便，手足の冷え，寒がりなどの虚寒の症候を伴うもの．舌質は淡白，舌苔は白滑，脈は沈遅など

②**脾胃実寒**　冷たい飲食物のとりすぎや寒冷の環境によって急に発症する，腹部の冷痛，嘔吐，下痢，腹部や手足の冷え，顔面や口唇の蒼白などがみられる．舌苔は白，脈は沈遅

【臨床応用】本方は，人参湯に附子を加えたものであり，脾胃寒証を治療する方剤である．人参湯より散寒止痛の作用が強いため，腹部の冷痛が著しい，腹部膨満感，腹部や手足の冷え，温かい飲食物を好む，顔面や口唇の蒼白などの症状が本方を使用するうえでの重要なポイントである．

### 1) 慢性萎縮性胃炎

上腹部の冷痛（冷えや痛みで，寒冷の環境や冷たい飲食物によって症状が増悪する），胃部の痛みや不快感，食欲不振，腹部膨満感，四肢の冷えなどの症状がみられる場合に本方を投与する．

### 2) 慢性結腸炎・潰瘍性大腸炎

腹部の冷感や痛み，温かい飲食物を好む，全身疲労倦怠感，食欲不振，手足の冷えなどの症状がみられる場合に適応する．

### 3) 慢性下痢症

腹部や四肢の冷え，腹痛，体が疲れやすい，食欲不振，下痢などの症状がみられる場合に投与する．特に五更瀉（毎朝明け方になると数回にわたり水様の下痢をし，腹部の冷え，冷痛，疲れやすい，疲労倦怠感など）の場合には，真武湯を併用する．

### 4) 傾　眠

元気がない，一日中眠気がとれない，腹部や四肢の冷え，寒がり，物忘れ，腰や足の冷痛，頻尿などの症状がみられる場合に投与する．

### 5) その他

慢性胃腸炎，上部消化管機能異常，慢性腎炎，貧血症，過敏性腸症候群，胃十二指腸潰瘍，術後の体力低下などに，脾胃寒証の症候を認める場合にも本方は適応する．特に人参湯を投与しても，寒がりや腹部の冷痛などの症状が緩和されない場合に用いると効果的である．

【使用上の注意】
1. 本方は温燥の性質をもつため，手足のほてりやのぼせ，潮熱などの陰虚内熱の症候がみられる場合には使用しない．
2. 発熱がある患者には投与しない．

## 参考文献

1) 神戸中医研究会 編著：中医処方解説．医歯薬出版，東京，1982．
2) 高山宏世 編著：経方常用処方解説．三考塾叢刊，1988．
3) 神戸中医研究会 編著：中医臨床のための方剤学．医歯薬出版，東京，1992．
3) 久光正太郎，趙　基恩：今日の中医診療指針．内科編．新樹社書林，東京，1993．
4) 久光正大郎，趙　基恩，牧野健司 編：漢方エキス剤．医歯薬出版，東京，1994．
5) 許　済群，王綿之主 編：方剤学．人民衛生出版，北京，1995．
6) 平馬直樹，兵頭　明，路　京華，劉　公望 監修：中医学の基礎．東洋学術出版，1995．
7) 花輪壽彦：漢方診療のレッスン．金原出版，東京，1995．
8) 蔵埜堂主 編：中医臨床方剤学．人民軍医出版，北京，1996．
9) 劉東亮主 編：中医常用方剤手冊．人民軍医出版，北京，1996．
10) 菅沼　栄：漢方方剤ハンドブック．菅沼　伸 監修，東洋学術出版，東京，1996．
11) 菅沼　栄：いかに弁証論治するか．菅沼　伸 監修，東洋学術出版，東京，1996．
12) 趙　基恩，岩谷典学 編：現代中医診療手引き．医歯薬出版，東京，1997．
13) 趙　基恩，上妻四郎 編著：痛みの中医診療学．東洋学術出版，東京，2000．
14) 長谷川弥人，大塚恭男，山田光胤，菊谷豊彦 編著：漢方製剤活用の手引き．株式会社臨床情報センター，2001．
15) 高　明，木下和之，林　暁萍 編著：中医治療学マニュアル．メデイカルユーコン，東京，2004．
16) 森　雄材 編著：漢方・中医学臨床マニュアル．医歯薬出版，東京，2004．
17) 日本東洋医学会編：専門医のための漢方医学テキスト．2009．

## 漢方製剤　50音別索引

### <あ>

| | | |
|---|---|---|
| あんちゅうさん　安中散 | 5 | 78 |
| いれいとう　胃苓湯 | 115 | 196 |
| いんちんこうとう　茵蔯蒿湯 | 135 | 208 |
| うんけいとう　温経湯 | 106 | 187 |
| うんせいいん　温清飲 | 57 | 141 |
| えっぴかじゅつとう　越婢加朮湯 | 28 | 111 |
| おうれんげどくとう　黄連解毒湯 | 15 | 93 |
| おうれんとう　黄連湯 | 120 | 199 |
| おつじとう　乙字湯 | 3 | 77 |

### <か>

| | | |
|---|---|---|
| かっこんとう　葛根湯 | 1 | 74 |
| かっこんとうかせんきゅうしんい　葛根湯加川芎辛夷 | 2 | 76 |
| かみきひとう　加味帰脾湯 | 137 | 210 |
| かみしょうようさん　加味逍遙散 | 24 | 103 |
| かんばくたいそうとう　甘麦大棗湯 | 72 | 155 |
| ききょうとう　桔梗湯 | 138 | 211 |
| きひとう　帰脾湯 | 65 | 149 |
| きゅうききょうがいとう　芎帰膠艾湯 | 77 | 161 |
| けいがいれんぎょうとう　荊芥連翹湯 | 50 | 134 |
| けいしかしゃくやくとう　桂枝加芍薬湯 | 60 | 143 |
| けいしかじゅつぶとう　桂枝加朮附湯 | 18 | 97 |
| けいしかりゅうこつぼれいとう　桂枝加竜骨牡蛎湯 | 26 | 107 |
| けいしとう　桂枝湯 | 45 | 129 |
| けいしにんじんとう　桂枝人参湯 | 82 | 166 |
| けいしぶくりょうがん　桂枝茯苓丸 | 25 | 105 |
| けいしぶくりょうがんかよくいにん　桂枝茯苓丸加薏苡仁 | 125 | 202 |
| けいひとう　啓脾湯 | 128 | 205 |
| こうそさん　香蘇散 | 70 | 153 |
| ごしゃじんきがん　牛車腎気丸 | 107 | 188 |
| ごしゅゆとう　呉茱萸湯 | 31 | 114 |
| ごしゃくさん　五積散 | 63 | 147 |
| ごことう　五虎湯 | 95 | 178 |
| ごりんさん　五淋散 | 56 | 140 |
| これいさん　五苓散 | 17 | 96 |

### <さ>

| | | |
|---|---|---|
| さいかんとう　柴陥湯 | 73 | 156 |
| さいこかりゅうこつぼれいとう　柴胡加竜骨牡蛎湯 | 12 | 90 |
| さいこけいしかんきょうとう　柴胡桂枝乾姜湯 | 11 | 88 |
| さいこけいしとう　柴胡桂枝湯 | 10 | 86 |
| さいこせいかんとう　柴胡清肝湯 | 80 | 164 |
| さいぼくとう　柴朴湯 | 96 | 179 |
| さいれいとう　柴苓湯 | 114 | 195 |
| さんおうしゃしんとう　三黄瀉心湯 | 113 | 194 |
| さんそうにんとう　酸棗仁湯 | 103 | 184 |
| さんもつおうごんとう　三物黄芩湯 | 121 | 200 |
| じいんこうかとう　滋陰降火湯 | 93 | 177 |
| じいんしほうとう　滋陰至宝湯 | 92 | 176 |
| しぎゃくさん　四逆散 | 35 | 119 |
| しくんしとう　四君子湯 | 75 | 158 |
| しちもつこうかとう　七物降下湯 | 46 | 131 |
| しもつとう　四物湯 | 71 | 154 |
| しゃかんぞうとう　炙甘草湯 | 64 | 148 |
| しゃくやくかんぞうとう　芍薬甘草湯 | 68 | 152 |
| じゅうぜんたいほとう　十全大補湯 | 48 | 133 |
| じゅうみはいどくとう　十味敗毒湯 | 6 | 79 |
| じゅんちょうとう　潤腸湯 | 51 | 135 |
| しょうけんちゅうとう　小建中湯 | 99 | 181 |
| しょうさいことう　小柴胡湯 | 9 | 84 |
| しょうさいことうかききょうせっこう　小柴胡湯加桔梗石膏 | 109 | 191 |
| しょうせいりゅうとう　小青竜湯 | 19 | 98 |
| しょうふうさん　消風散 | 22 | 100 |
| しんいせいはいとう　辛夷清肺湯 | 104 | 185 |
| じんそいん　参蘇飲 | 66 | 150 |
| しんぴとう　神秘湯 | 85 | 169 |
| しんぶとう　真武湯 | 30 | 113 |
| せいじょうぼうふうとう　清上防風湯 | 58 | 142 |
| せいしょえっきとう　清暑益気湯 | 136 | 209 |
| せいしんれんしいん　清心蓮子飲 | 111 | 192 |
| せいはいとう　清肺湯 | 90 | 174 |
| せんきゅうちゃちょうさん　川芎茶調散 | 124 | 201 |
| そけいかっけつとう　疎経活血湯 | 53 | 137 |

## <た>

- 大黄甘草湯 84 ………… 168
- 大黄牡丹皮湯 33 ………… 117
- 大建中湯 100 ………… 182
- 大柴胡湯 8 ………… 82
- 大承気湯 133 ………… 206
- 大防風湯 97 ………… 180
- 竹茹温胆湯 91 ………… 175
- 調胃承気湯 74 ………… 157
- 釣藤散 47 ………… 132
- 猪苓湯 40 ………… 125
- 猪苓湯合四物湯 112 ………… 193
- 通導散 105 ………… 186
- 桃核承気湯 61 ………… 144
- 当帰飲子 86 ………… 170
- 当帰四逆加呉茱萸生姜湯 38 …… 122
- 当帰芍薬散 23 ………… 101
- 当帰湯 102 ………… 183

## <な>

- 二朮湯 88 ………… 173
- 二陳湯 81 ………… 165
- 女神散 67 ………… 151
- 人参湯 32 ………… 115
- 人参養栄湯 108 ………… 190

## <は>

- 麦門冬湯 29 ………… 112
- 八味地黄丸 7 ………… 80
- 半夏厚朴湯 16 ………… 95
- 半夏瀉心湯 14 ………… 92
- 半夏白朮天麻湯 37 ………… 121
- 白虎加人参湯 34 ………… 118
- 附子理中湯 410 ………… 212
- 平胃散 79 ………… 163
- 防已黄耆湯 20 ………… 99
- 防風通聖散 62 ………… 146
- 補中益気湯 41 ………… 126

## <ま>

- 麻黄湯 27 ………… 109
- 麻黄附子細辛湯 127 ………… 204
- 麻杏甘石湯 55 ………… 139
- 麻杏薏甘湯 78 ………… 162
- 麻子仁丸 126 ………… 203

## <や>

- 薏苡仁湯 52 ………… 136
- 抑肝散 54 ………… 138
- 抑肝散加陳皮半夏 83 ………… 167

## <ら>

- 六君子湯 43 ………… 128
- 竜胆瀉肝湯 76 ………… 159
- 苓甘姜味辛夏仁湯 119 ………… 198
- 苓姜朮甘湯 118 ………… 197
- 苓桂朮甘湯 39 ………… 124
- 六味丸 87 ………… 171

| | | |
|---|---|---|
| 今日から使える漢方製剤 | | ISBN978-4-263-73148-2 |

2013年4月10日　第1版第1刷発行

| | | |
|---|---|---|
| 監修者 | 篠原 | 誠 |
| 編著者 | 趙 | 基恩 |
| | 中村 | 雅生 |
| 発行者 | 大畑 | 秀穂 |

発行所　医歯薬出版株式会社

〒113-8612　東京都文京区本駒込1-7-10
TEL．(03) 5395-7641 (編集)・7616 (販売)
FAX．(03) 5395-7624 (編集)・8563 (販売)
　　　　　　　　　　　　　　　http://www.ishiyaku.co.jp/
郵便振替番号 00190-5-13816

乱丁，落丁の際はお取り替えいたします　　印刷・㈱木元省美堂／製本・愛千製本所
© Ishiyaku Publishers, Inc., 2013. Printed in Japan

---

本書の複製権・翻訳権・翻案権・上映権・譲渡権・貸与権・公衆送信権（送信可能化権を含む）・口述権は，医歯薬出版㈱が保有します．

本書を無断で複製する行為（コピー，スキャン，デジタルデータ化など）は，「私的使用のための複製」などの著作権法上の限られた例外を除き禁じられています．また私的使用に該当する場合であっても，請負業者等の第三者に依頼し上記の行為を行うことは違法となります．

JCOPY ＜㈳出版者著作権管理機構　委託出版物＞
本書を複写される場合は，そのつど事前に㈳出版者著作権管理機構（電話 03-3513-6969，FAX 03-3513-6979，e-mail：info@jcopy.or.jp）の許諾を得てください．